儿童用药
安全指南

主编 王建平 蔡田恬 杨 谧

浙江科学技术出版社

图书在版编目（CIP）数据

儿童用药安全指南/王建平，蔡田恬，杨谧主编. —— 杭州：浙江科学技术出版社，2021.11
ISBN 978-7-5341-9896-0

Ⅰ.①儿…　Ⅱ.①王…　②蔡…　③杨…　Ⅲ.①小儿疾病 – 用药法 – 指南　Ⅳ.①R720.5-62

中国版本图书馆CIP数据核字（2021）第214184号

书　　名　儿童用药安全指南
主　　编　王建平　蔡田恬　杨　谧

出版发行　**浙江科学技术出版社**
　　　　　杭州市体育场路347号　邮政编码：310006
　　　　　办公室电话：0571-85176593
　　　　　销售部电话：0571-85176040
　　　　　网　　址：www.zkpress.com
　　　　　E-mail：zkpress@zkpress.com
排　　版　杭州兴邦电子印务有限公司
印　　刷　浙江海虹彩色印务有限公司

开　　本　710×1000　1/16　　　印　张　7
字　　数　80 000
版　　次　2021年11月第1版　　　印　次　2021年11月第1次印刷
书　　号　ISBN 978-7-5341-9896-0　　定　价　30.00元

责任编辑　唐　玲　　　　　责任美编　曹莞君
责任校对　张　宁　　　　　责任印务　田　文

《儿童用药安全指南》编委会

主　审　杨苏蓓

主　编　王建平　蔡田恬　杨　谧

副主编　张培钰　翁娅韵　周　颖　金靓燕　宓　静

编　者（以姓氏笔画为序）

王建平　浙江省中医院

朱良荣　温岭市中医院

李　江　浙江省中医院

杨　谧　浙江英特药业有限责任公司

杨苏蓓　浙江省药学会

张培钰　浙江省中医院

陈　佳　浙江省中医院松阳分院

范　婷　浙江省中医院

金丽娜　浙江大学医学院附属儿童医院

金靓燕　浙江中医药大学附属杭州西溪医院

周　颖　浙江省中医院

宓　静　浙江英特药业有限责任公司

项　婕　浙江省中医院松阳分院

赵华伟　浙江大学医学院附属儿童医院

胡佳雯　浙江省中医院

修志坚　浙江省中医院松阳分院

翁娅韵　浙江省中医院

谢　瑞　浙江省中医院

蔡田恬　浙江省中医院

学术指导　谢升阳　王玮琴　施　政　方　罗　缪　静

　　　　　　黄　亮

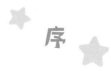

序

　　"少年强则国强"，儿童是祖国的未来和希望，是社会主义现代化建设的接班人。然而，国家食品药品监督管理总局南方医药经济研究所发布的《2016年儿童用药安全调查报告白皮书》显示，由于用药不当，中国每年约有3万儿童陷入无声世界，造成肝肾功能、神经系统等损伤的更是不计其数。儿童作为一个特殊群体，药物的可及性差，市场上能够获得的儿童专用药少之又少。长期以来，"儿童吃成人药""吃药靠掰、剂量靠猜"等不合理的用药方式，给儿童的成长带来了难以预估的安全隐患和健康风险。

　　儿童用药无小事。儿童的用药安全问题关乎亿万家庭的幸福，也关系着国家未来的长足发展。解决儿童用药问题绝不是一朝一夕就能完成的简单任务，而是一项长期的复杂的系统工程，需要相关政府部门、科研单位、医药企业、临床机构等全面参与，通力合作，才能切实保障儿童用药安全。

　　药师是与药品接触最为紧密、对药品最为了解的专业群体之一。当我看到年轻的药师们聚在一起，计划将儿童安全用药作为着力点，编写一本面向万千普通家庭的科普书时，我毫不犹豫地加入了他们的队伍。作为本书的主审，我全程参与了内容的选取、编写与审核，从本书提纲拟订的那一刻起，我就一直期待着本书的出版，希望它可以尽早帮助家长走出儿童用药误区，呵护儿童的成长。

本书凝聚了编者们的心血，通过深入浅出、图文并茂、简洁明了的表述，为儿童用药保驾护航。

2018年以来，国家食品药品监督管理总局已经多次修订常用药品说明书，大多有涉及儿童慎用或禁用的内容，将过去儿童常用的蒲地蓝、小儿伪麻美芬滴剂、匹多莫德制剂、安乃近等列入了儿童用药的"黑名单"。在保障儿童用药安全的道路上，国家已经在行动，家长也要不断提升对儿童用药的认知。碰到相关问题，家长可以随手翻开本书，相信你一定能够找到想要的答案。

浙江省药学会副理事长兼秘书长 杨芳蕊

2021年3月

编写有感

其实从我们第一本书《家庭用药安全指南》完稿的那一刻起，我们就萌生了写一本关于儿童用药科普书的想法，没想到大家一拍即合，通过两年时间的反复讨论、不断磨合，《儿童用药安全指南》就这样和大家见面了。

我们写这本书的初衷很简单：守护儿童！在参与创作的药师中，不少人除了承担药师这一职业角色，还要承担孩子家长这一家庭角色，在工作和生活中会碰到不少与儿童用药相关的问题。我们也不难发现，儿童门诊往往是所有门诊中最火爆的，尤其是在流行性疾病高发的季节，儿童门诊更是出现"一号难求"的情况。其实很多儿童常见的疾病通过科学、合理的用药就可以解决，家长无须过分紧张。

作为专业药师，我们知药、懂药，我们有责任、有义务将合理用药的知识传播给每个人。普通大众或许不需要懂得药物的作用机制、具体用量，但一定要懂得药物的不良反应、使用注意点以及潜在误区。尤其是有小孩的家庭，用药一定要谨慎再谨慎，毫厘之差都可能会造成悲剧。这里给家长呈现一个真实且恐怖的数据：在中国，聋哑儿童中药物性耳聋者占30%～40%。这些儿童因为用错了药，一辈子都要待在无声世界里，这样的痛苦是我们都不想经历的。

"幼吾幼，以及人之幼"，在写这本书的过程中，我们也不断征集家长的意见，罗列了家长在儿童用药过程中的常见疑问，通过问答的形式使这本书更加接地气。随着一个又一个问题被解决，家长对于用药就少了一份疑虑，多了一份笃定，在孩子的日常护理中变得更加得心应手，这是我们每个人都喜闻乐见的。

这本书除了告诉你儿童用药误区、正确用药知识外，还会告诉你儿童疫苗接种、营养保健等相关内容。有一位参与试读的新手妈妈说："初为母亲，我这脑子里的弦都是绷着的，这本书真是及时雨，帮我解决了许多问题，真的非常感谢你们！"这种肯定与鼓励使我们满心欢喜，也将坚定我们践行"健康中国"战略、坚持科普工作的信念。

健康所系，性命相托。从加入这个行业开始，我们就奉行"以人民健康为中心"的理念，在药师岗位上励精耕耘，不遗余力地传播健康知识。非常感谢浙江省药学会的大力支持，特别感谢浙江大学医学院附属儿童医院药剂科团队的鼎力相助，感谢四川大学华西第二医院药学部副主任药师黄亮的专业建议以及浙江中医药大学附属杭州西溪医院、温岭市中医院、浙江省中医院松阳分院、浙江英特药业有限责任公司的药师们的辛勤付出。同时感谢给予此书编撰的每一份关心和善意的提醒，也感谢我们浙江省中医院药剂科团队每一位成员的不懈努力与坚持。不忘初心，方得始终。希望我们的书可以切实帮助到每一个家庭；大家觉得有用的书，才是一本真正的好书。

王建平　蔡田恬　杨　谧

2021 年 5 月

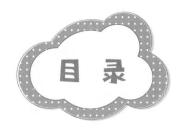

目 录

第一章　儿童用药基础知识

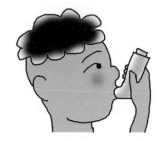

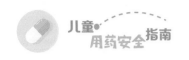

第二章　儿童疾病知多少

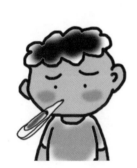

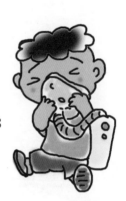

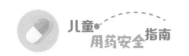

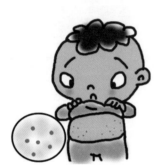

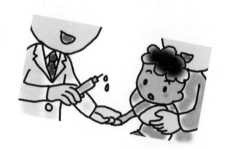

第三章 儿童疫苗接种常识

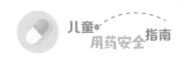

第四章　儿童维生素和矿物质的补充

第一章

儿童用药基础知识

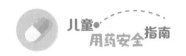

☀ 儿童用药误区有哪些

1. 药物与果汁同服 用果汁送服药物，或吃药后立即喝果汁、吃水果，果酸会中和碱性药物，使药物提前分解和溶化，降低药效。

2. 喂药加糖 糖能抑制某些药物的药效，干扰矿物质和维生素在肠道的消化吸收。此外，糖能与某些中药中的蛋白质、鞣酸等成分起化学反应，产生有害物质。

3. 剥去溶衣 外包溶衣的药物一般对胃有刺激或易被胃液分解破坏，如剥去溶衣或压碎服用，易产生不良反应。

4. 强行灌药 用筷子撑开嘴巴，或捏着鼻子，在孩子的哭闹声中强行灌药，易使药物呛入气管，轻则引起气道、肺部炎症，重则堵塞气道而造成窒息。

5. 静睡喂药 儿童的神经系统尚未发育完善，受外来刺激时适应性较差。如果趁其睡眠时喂药，药液突然刺激舌、喉等部位的神经，可能引起喉部痉挛。

6. 服成人药 有些家长觉得成人药药效强，为使孩子尽早痊愈，给其服用成人药，这种做法是错误的。比如成人治腹泻时常用的诺氟沙星、左氧氟沙星，18岁以下是禁用的。

7. 服药过量 有的家长急于求成，认为药物剂量越大，药效越好，给孩子服药时擅自加大剂量，这会导致儿童脏器中毒。如镇痛类药物服用过量，会伤及肝脏，造成中毒性肝炎等不良反应。

8. 滥用退热药 发热是人体必要的保护机制。有些家长一见孩子发热，就给其吃退热药。这种做法很容易遮掩症状，对诊断产生干扰。

9. **滥用维生素** 维生素在儿童的生长发育中确实起着重要作用，但不可盲目地认为服用维生素多多益善。不少药用维生素有一定的不良反应，如维生素A用量过大或者服用过久，有可能造成急性中毒。

10. **拒绝抗菌药** 很多家长都知道抗菌药不能随便用，但有些人也因此走向另一个极端：过度抗拒使用抗菌药，不用或者擅自减少用量、缩短疗程。要知道，医生开抗菌药是有明确诊断的，抗菌药发挥疗效也需要一定的剂量与时间。因此在用药期间，需遵照医嘱，足量、足疗程地用药，不要一味排斥、盲目拒绝。同样的问题在激素类药物以及上文提及的退热药使用方面，也是一样的。

11. **开封后仍按原包装有效期使用** 药品使用期不等于开封后有效期。药品未开封时，保存期可至药品包装标示的有效期；一旦开封，有效期会因为贮藏条件的变化而发生相应的变化。尤其是儿童常用的糖浆剂，开封后很容易被微生物污染而发生霉变，如果仍按原包装的有效期使用，不但起不到治疗疾病的作用，反而会对孩子造成伤害。

☀ 儿童用药基本原则有哪些

1. **注重选药** 医生除了根据病情选药外，还会根据药物疗效、不良反应、药物代谢动力学特征等来选药。一般会优先选择疗效好、安全范围广、不良反应小、临床应用时间久的经典药物。选择新药需要特别谨慎，如抗癫痫药物中的苯丙氨酯，虽然研究证实对成人癫痫安全有效，但是可能会导致儿童肝坏死和再生障碍性贫血。

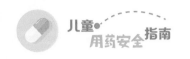

2. **适当用药**　由于批量小、成本高等特点，厂家生产儿童用药的积极性不高，导致目前专门的儿童用药相对较少，儿童用成人药的现象比较普遍。成人药物剂型多，用于儿童问题也多，例如剂量难把握、儿童抗拒服用等。在有选择的情况下，儿童用药应该选择适合儿童的剂型，例如口感好的混悬液、颗粒剂、糖浆剂、片剂等。

3. **适宜的给药途径**　儿童常用的给药途径有雾化吸入、口服、肌内注射、静脉注射、静脉滴注、皮下注射、直肠给药等。医生经过专业判断，在口服药能满足治病需求的情况下，会尽量优先选择口服药物治疗；若病情危重或存在不宜口服的情况，则采用其他给药途径。

4. **个体给药**　儿童尤其是新生儿和婴幼儿，由于其参与药物代谢、排泄的器官如肝脏、肾脏发育不完全，药物在体内的半衰期与成人有较大差异，因此，医生会根据儿童的年龄、体重等因素选择适宜的给药频次。

☀ 片剂怎么吃

1. **含片**　使用时应含在嘴里，慢慢化开，不要嚼碎或直接吞下。此外，含服完半小时内尽量不要喝水，不要吃东西，使咽喉部保持较高的局部药物浓度，从而更好地发挥疗效。

2. **咀嚼片**　可以当糖一样嚼着吃，咀嚼够5分钟，完全嚼碎后吞服。为确保药物疗效，尽量在半小时后喝水，如果一定要喝水，水量应适当控制。

3. 泡腾片 用适宜温度的水冲泡，待药物完全溶解后服用，万万不可粗心地直接放入孩子口中，不然会在口腔及胃肠道迅速释放大量的气体，刺激黏膜，甚至造成窒息等严重后果。

4. 缓释片、控释片、肠溶片 这几类剂型的药物通常需整片吞服，不能掰开、嚼碎或研磨成粉末，否则会失去缓释或控释作用，导致药物突然大量释放，可能会加大不良反应风险。但鉴于控释、缓释的技术原理不同，有的缓释片、控释片是可掰开的，如您想确认，务必仔细阅读说明书，或咨询医生、药师。服用此类药品的儿童有时会在大便里排出"完整的药片"，家长不用担心，"完整的药片"只是药物的外壳而已。

☀ 胶囊剂怎么吃

1. 硬胶囊 用适量温水吞服，通常不宜将胶囊拆开服用。若孩子无法吞咽，对某些药物来说，可将其粉末倒出，混于易消化的食物中送服，是否可行可咨询医生或药师。

2. 软胶囊 用适量温水吞服。有的软胶囊既可整体吞服，也可剪开后挤出药物滴服，如维生素 AD 滴剂（胶囊型）。若有"肠溶"字样，则应该整体吞服，不可打开或嚼破，具体情况可咨询医生或药师。

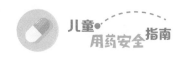
☀ 干混悬剂怎么吃

干混悬剂需用水调化混匀后服用。有些干混悬剂预先装在瓶子里，第一次使用时加入水至刻度线，之后每次混匀后，量取一定体积服用，剩余的药物置于冰箱2～8℃保存。干混悬剂不能直接吞服，因为本品一般为细小的粉末，容易呛入气管，引起窒息。

☀ 颗粒剂怎么吃

颗粒剂一般用水冲服。某些颗粒剂则有特殊服法，如某种孟鲁司特钠颗粒，既可直接服用，又可与软性食物混合服用，或溶于配方奶或母乳中服用，不可直接用水溶化，但是服药后可以饮水。

☀ 糖浆剂怎么吃

每次服用糖浆前，先摇一摇，这样可以避免因药物沉淀分布不均匀。为了更好地发挥药效，服用糖浆后避免立即喝水。多种药物同时服用，应最后服糖浆，以免冲淡其他药物。如短时间内不再服用，可放在冰箱中低温贮藏，冷藏温度以4～10℃为佳。开封后的糖浆不宜长久储存，一般夏天不超过1个月，冬天不超过3个月，再次服用时应先对光观察溶液是否依然澄清，如出现大量气泡、絮状混悬物、沉淀物或变色、结晶，表明糖浆剂已变质，不能再服用。

☀ 散剂怎么用

散剂又称粉剂，有内服和外用之分，如珠珀保婴散、回春散、小儿葫芦散是内服散剂，而银胡感冒散是外用散剂。开封过的散剂如果发现结块了，就不能继续使用。

☀ 丸剂怎么吃

丸剂用适量温水吞服，一定要看清用量的单位是"丸"还是"支""瓶"等。如果丸剂过大，不能整个吞下，应嚼碎或揉碎，用温水在小勺中化成汤液服用。值得注意的是，并非所有看起来是丸状的都能口服，比如复方丁香开胃贴里面有3颗药丸，曾有粗心的家长误以为要口服，但其实正确用法是每次用贴纸把1颗药丸固定在肚脐处外用。

☀ 如何给宝宝喂药

准备工作：选一个宝宝舒适又方便喂奶的姿势（妈妈怀里或斜躺在婴儿车里）。检查药品，确认药名、剂量，是否在有效期内，是否有霉

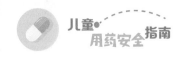
变、变色现象。准备喂药器具（喂药器、勺子、吸管等）。

喂药的三种方法如下。

1. 用喂药器　主要用于宝宝不易接受的药品，轻轻推动活塞即可。

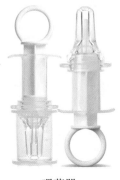

喂药器

使用说明

① ②

把适量药水盛在喂药杯里，将其吸及喂药器。轻按
压力器，将药水挤入宝宝口中即可

2. 用勺子　可用于果味的药品。不要盛太满，以防止洒出来而致剂量不准确。

3. 用吸管　适合大一点的宝宝使用。因靠近舌头后部味蕾少，可减少苦味。

☀ 眼药水和眼药膏怎么使用

1. 眼药水　使用方法如下：①核对眼药水。瓶标有效期内（开启后1个月内）使用，药液无混浊、变质，无沉淀或絮状物等现象。②妥布霉素地塞米松滴眼液、氟米龙滴眼液等，使用前要摇匀。③滴眼药水前先洗手。取下眼药水瓶盖时，不要碰到瓶口，将瓶盖向上放在干净桌面上，并保持瓶口不被污染。④打开眼药水瓶盖后，先挤出1滴废弃。开盖后第1滴眼药水不宜使用，可以用它把瓶口可能存在的污染物冲洗掉。⑤让儿童平躺或将头部尽可能向后仰，眼睛向上看，用手指轻轻向下拉开下睑，暴露下睑结膜（拉开下睑后看到的红色部分），将药液滴入结膜囊后轻轻提起下睑，使药液能够充分地分布于结膜囊内，让其闭上双眼。如果需要使用2～3种眼药水，每次应间隔5～10分钟。

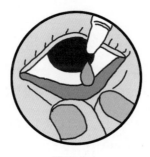

滴眼药水

2. 眼药膏　使用方法如下：①核对眼药膏。瓶标有效期内（开启后1个月内）使用，药膏无变质。②涂眼药膏前先洗手。取下眼药膏瓶盖时，不要碰到瓶口，将瓶盖向上放在干净桌面上，并保持瓶口不被污染。③打开眼药膏瓶盖后，先挤出一点眼药膏废弃。④让儿童头部后仰，嘱其向上看，用棉签拉开下睑，将眼药膏挤在结膜囊内，涂1cm长度或绿豆大小即可。涂好后让儿童轻轻眨眼睛，然后闭眼休息，最后用干净的棉签擦去多余的眼药膏即可。使用2种或2种以上眼药膏时，无特殊要求可同时涂入眼内；若需要同时使用眼药水和眼药膏，应先滴眼药水，隔5分钟再涂眼药膏。

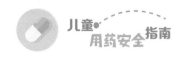
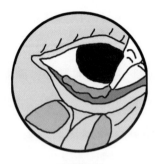

涂眼药膏

☀ 使用眼药水和眼药膏时要注意什么

1. 眼药水　注意事项如下：①不要让眼药水直接触碰角膜（黑眼珠）。②眼药水每次点1滴即可。③瓶口不要接触眼部，以防药瓶受污染，带来二次感染。④如果使用后感到视力变差，眼部刺激、痒或灼热，应马上停用，并且告知医生。⑤保持手、盥洗用品的卫生。⑥切忌用手搓揉眼睛。⑦不能遮盖患眼。儿童患结膜炎时可能会有畏光、流泪等症状，外出时可戴遮光眼镜以减少刺激，但应避免遮盖患眼。⑧儿童眼部分泌物较多时，可用生理盐水冲洗，但需在医生指导下进行，冲洗前用消毒棉签擦净睑缘。

2. 眼药膏　注意事项如下：①眼药膏一般在晚上睡觉前涂抹。②挤眼药膏时要注意拉开眼睑并注意观察睫毛情况，避免睫毛连同眼药膏一起夹在结膜囊内。③要注意观察药物不良反应。儿童涂硫酸阿托品眼膏时要特别注意阿托品的毒性反应。

☀ 眼药水和眼药膏怎么保存

眼药水和眼药膏通常需要放置在阴凉、避光处，但是对于一些特殊的眼药水，如重组人表皮生长因子滴眼液，说明书特别要求冷藏保存，就需要放进冰箱里保存了。

尽管眼药水和眼药膏的保质期一般为1～2年，但是包装上的保质期通常指未开封时。一旦开封使用，应在1个月内使用，超过1个月，即使外观无变化，也要丢弃，不得继续使用。这是因为眼药水和眼药膏开封后，接触空气即容易发生物理、化学变化，导致药物失效，甚至会由于药物成分分解，产生有害物质，对眼睛造成伤害。此外，多次开关也容易造成细菌污染，使用后容易导致眼部感染。

☀ 耳用药物怎么使用？应注意什么

1. **使用方法**　①让儿童侧卧或由家长抱着，头偏向一侧。②对于3岁以下儿童，需抓住其耳垂及外耳郭的下方，轻轻向后下方拉动，将药液滴入耳内；对于3岁以上儿童，则需抓住其外耳郭上方，轻轻向后上方拉动，将药液滴入耳内。

2. **注意事项**　连用3天，如仍不好转，应停用就诊。

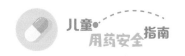

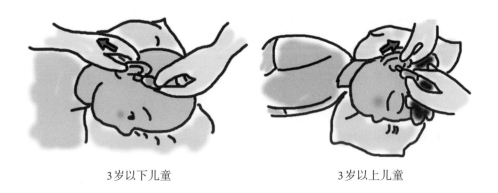

3岁以下儿童　　　　　　　　　　　3岁以上儿童

☀ 滴鼻剂怎么使用？应注意什么

1. **使用方法**　①让儿童平卧或由家长抱着孩子，头尽量后仰并向患侧稍倾斜；②将药液直接滴入鼻腔，保持此体位2～3分钟。

2. **注意事项**　滴完药液，家长可在儿童患侧的鼻梁侧，由上向下适度按摩。

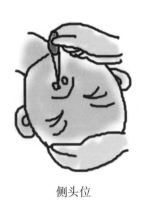

侧头位

☀ 吸入剂怎么使用

1. 定量吸入器（MDI） 代表药有硫酸沙丁胺醇吸入气雾剂。MDI四步吸入法如下。

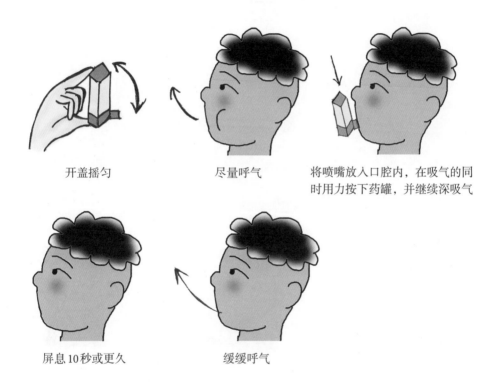

开盖摇匀　　　　　　尽量呼气　　　　　　将喷嘴放入口腔内，在吸气的同时用力按下药罐，并继续深吸气

屏息10秒或更久　　　　缓缓呼气

第一步：移开喷嘴的盖，手握气雾剂，并用力摇匀。

第二步：缓慢呼气，直到不再有空气可以从肺内呼出。

第三步：将喷嘴放入口腔内，并合上嘴唇。在开始通过口部深深地、缓慢地吸气的同时，马上按下药罐将药物释出，并继续深吸气。

第四步：屏息10秒，或在没有不适感的情况下尽量屏息久些，然后

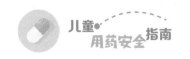

才缓缓呼气。若需要多吸一剂，应等待至少1分钟后再重复做第二步到第四步。最后将盖子套回喷嘴上。

注意：如果药品中含有激素，吸药后需含水进行深入漱口。

2. 干粉吸入器（DPI）　　代表药有沙美特罗替卡松粉吸入剂。DPI五步吸入法如下。

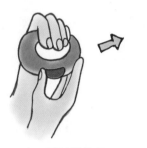　　　　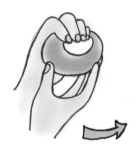

打开准纳器外盖　　　　　　　　　　推开滑动杆

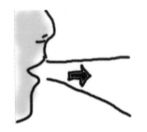　　　　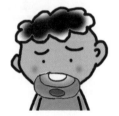　　　　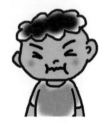

吸药前呼气　　　　　　　　吸入药物　　　　　　　　憋气

第一步：打开准纳器外盖。一只手握住外壳，另一只手向外推盖子直至盖子完全打开。

第二步：推开滑动杆。将滑动杆朝外推动到底，听到"咔嗒"声即完成装药。

第三步：吸药前呼气。用3秒钟的时间把肺里的气呼干净，捏住鼻

了，或者习惯性闭住鼻子，只用嘴巴来呼气。注意千万不要对着吸嘴呼气。

第四步：吸入药物。将肺部的气体尽力呼出后，再将吸嘴放入口中平稳地吸入药物，切勿从鼻吸入。

第五步：憋气，将准纳器从口中拿出。继续屏气5～10秒钟，然后经鼻将气慢慢呼出，关闭准纳器外盖。如果需要吸入2次药物，必须关上准纳器后间隔1分钟，重复以上步骤。

注意：如果药品中含有激素，吸药后需含水进行深入漱口。

☀ 栓剂怎么使用？应注意什么

1. 使用方法 使孩子取侧卧位，弯曲双膝，取栓剂塞入肛门，距肛门口约2cm，保持此体位并用手掌捂紧孩子屁股3～5分钟。若孩子不愿意侧卧，取俯卧位也可。

2. 注意事项 ①如果栓剂变软，可放入冰箱中，直到变硬为止；②给药后1～2小时不排便；③插入困难时可在栓剂上涂凡士林或矿物油。

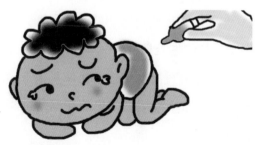

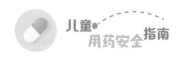

开塞露怎么使用？应注意什么

1. **使用方法**　使孩子取侧卧位，弯曲双膝，除去开塞露顶部，挤出少许润滑管口后插入肛门，尽量深入一些，挤压开塞露球部后拔出，保持原体位5～10分钟。

2. **用法用量**　2～6岁儿童使用儿童专用剂型的开塞露，每天1支（10ml）或遵医嘱使用。6岁以上儿童和成人每天使用1支（20ml）或遵医嘱使用。2岁以下儿童使用前需咨询医生。

3. **注意事项**　开塞露开口不要太毛糙，尽量平滑一些，避免擦伤肛门和直肠。

儿童药品怎么储存

1. **怕冷的药**　有些药物在温度过低的环境下会降低其有效成分的溶解度或使糖分结晶，使糖浆剂的浓度发生改变，药效也会受到影响，故不宜放在冰箱温度过低处。例如氯雷他定糖浆，说明书上标注贮藏温度以2～30℃最为适宜。此外，皮肤科常用的一些乳膏，保存温度过低可能引起基质分层，影响其均匀性及药性。

2. **怕热的药**　有些药物对温度敏感，比如儿童常用的益生菌双歧杆菌三联活菌散就需要放在冰箱冷藏；如果放在温度过高的地方，活菌数量将会减少，影响药物疗效。

3. 怕湿的药　有些药物很容易吸收空气中的水分，比如儿童常用的冲剂和散剂受潮后易结块、变质，还有治疗儿童类风湿关节炎常用的阿司匹林（儿童服用阿司匹林需要咨询医生，除治疗类风湿关节炎、川崎病等经医生明确诊断的特定疾病，其他情况下，含有阿司匹林的药物不应用于儿童和青少年），受潮后对胃的刺激性大大增加，甚至可能导致胃黏膜出血，因此需要干燥保存。

4. 怕光的药　有些药物需要避光保存。阳光中的紫外线会加速药物变质，比如维生素C遇光后药效会降低，甚至变成有毒物质，服用后容易产生胆结石。

5. 其他　药品宜合理分类存放，中药和西药分开，外用药和内服药分开。混合存放不仅容易相互污染，影响药品质量，而且易致拿错药而误服。此外，每3～6个月应检查药品是否在保质期内或发生质量改变，如检查片剂药品是否松散、变色；糖衣片或胶囊剂是否粘连、开裂；散剂是否受潮、结块或发霉；软膏剂有无异味、变色或油层析出等。对超出保质期或质量改变的药品需及时清理。

第二章

儿童疾病知多少

☀ 什么是发热

发热是机体受到病原体（细菌、病毒、支原体等）侵袭或者高温、烧伤、恶性肿瘤等刺激，使得下丘脑体温调节中枢的体温调定点升高，导致产热增加或散热减少，从而引起体温异常升高。世界卫生组织（WHO）、中华医学会儿科学分会将发热定义为直肠温度≥38.0℃。临床上通常将直肠温度≥38.0℃或腋窝温度≥37.5℃定义为发热，并按照体温高低将发热分为四类。以腋窝温度为准，37.5～38.0℃为低热，38.1～38.9℃为中度热，39.0～40.9℃为高热，≥41℃为超高热。婴幼儿的体温往往高于大龄儿童或成人，这与婴幼儿相对体表面积较大以及代谢率较高相关；新生儿期（出生后28天内）正常平均体温（经直肠测量）为37.5℃，正常上限为38.0℃。

☀ 怎么测体温

常用的体温测量部位为直肠、口腔和腋窝，不同部位适用年龄及注意事项见表2-1。此外，鼓膜（位于耳内）或前额也是家长们常选择的体温测量部位，为了提高准确性，可以采用多次测量取平均值的方法。

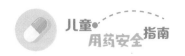

表2-1　常用体温测量部位、适用年龄及注意事项

测量部位	适用年龄	注意事项
口腔	≥4岁	1. 口腔温度≥37.8℃为发热，临床上多以37.5℃为分界线 2. 测温前要将体温计的表面消毒擦净之后才能放入口腔 3. 测量口腔温度时，把体温计放在舌下，稍微用力压住
直肠	≤3岁（包括新生儿）	1. ≤3个月的婴儿（包括新生儿），直肠温度≥38.0℃为发热 2. 3个月～3岁：通常直肠温度≥38.0～39.0℃为发热，视具体情况而定 3. 可将玻璃水银肛温计头部用油类润滑后，慢慢插入肛门，需深达肛温计的1/2为止
腋窝	任何年龄	1. 准确性稍低 2. 临床上将腋窝温度≥37.5℃定义为发热 3. 测量时体温计的探头应放在腋窝最顶端后夹紧，确保体温计和皮肤密切接触 4. 腋窝比较容易出汗，在测量时一定要先把腋窝的汗水擦干净
耳内	>1个月	对于6个月以内的婴儿，测量结果可能不可靠
前额	>1个月	准确度不高，不建议使用

☀ 体温计有哪些

　　体温计包括水银体温计、电子数字显示体温计、红外线测温计等，它们各有特点，见表2-2。

表2-2　常用体温计的优缺点和使用注意事项

体温计类型	适合测温部位	优点	缺点	使用注意事项
玻璃水银口温计（身圆头细）	口腔	价格低廉、操作简单、精准度高	容易破碎，水银有剧毒，挥发后如果被人体吸入，极易导致中毒，因此市面上已很少售卖水银体温计	1.每次使用前先将体温计的读数甩到35℃以下 2.测量口腔或直肠温度需3分钟，测量腋窝温度需5分钟 3.读取水银体温计时，只需一手握住体温计尾部，视线要与体温计内液柱上表面相平
玻璃水银肛温计（身圆头粗）	直肠			
玻璃水银腋温计（身扁头细）	腋窝			
电子数字显示体温计	直肠、腋窝或口腔	安全、携带方便、读数简便、测温速度相对较快，而且还有记忆和蜂鸣提示的功能	测量稳定性相对于水银体温计稍差，需要经常校准	需定期更换电池、经常做校准
红外线测温计	耳内或前额	测温速度极快，通常几秒内就可以获得体温数据；读数方便；辅助功能齐全	价格较高，测量结果易受外界因素干扰	—

注：测量体温前后都应对体温计测量区表面进行酒精擦拭消毒，或更换一次性护套。

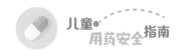

☀ 发热对人体一定有害吗

发热不是一种疾病，而是一种生理反应，是一种重要的临床症状。一方面，发热是身体的一种防御机制，在某种程度上是有益的。另一方面，发热会使人不适，若超过了一定范围，导致过热或持续时间过长，就会给身体带来害处。

☀ 孩子发热时，什么情况需要立即到医院就诊

孩子发热时，如果出现以下情况，家长需要立即带其就医。

1. 年龄小于3个月，且直肠温度≥38℃。即使孩子看起来精神状态良好，也应带其就医，不宜自行使用退热药。

2. 年龄在3～36个月，且直肠温度≥38℃（或口腔温度≥37.5℃）超过3天，孩子看起来很不舒服，精神状态很不好，或拒绝喝水，应立即带其就医。

3. 年龄在3～36个月，且直肠温度≥38.9℃（或口腔温度≥38.5℃、腋窝温度≥38.2℃），应立即带其就医。

4. 如果出现以下情况，任何年龄的孩子都应该就医：①口腔、直肠、耳内或前额温度≥40℃，或腋窝温度≥39.4℃，发热引起抽搐；②持续反复的发热（即使仅持续数小时）；③发热伴有昏睡、反应迟钝、呼吸困难、不进食等；④发热伴有脱水症状，如口干、前囟凹陷或者尿量明显减少；⑤发热伴新发皮疹；⑥发热且孩子的情况十分令人担忧

时，如精神状态糟糕、拒绝喝水、易烦躁、不能熟睡、轻微刺激易哭等。

☀ 孩子发热，什么时候给予退热药

《中国0至5岁儿童病因不明急性发热诊断和处理若干问题循证指南》指出，直肠温度≥39.0℃（或口腔温度≥38.5℃、腋窝温度≥38.2℃，耳内温度可多测几次，参考口腔温度），或因发热出现了不舒适和情绪低落的发热儿童，需要给予退热药，但也需根据孩子具体情况进行具体分析。

1. 如果孩子体温没有达到上述测量值，但精神状况非常差，情绪非常低落，看起来非常不舒适（如头疼、四肢疼、浑身难受、食欲不振），也可提前给予退热药。

2. 如果医生诊断孩子只是普通病毒感染（俗称普通感冒），即便腋窝温度达到了38.2℃，但精神状态很好，很活泼，那么也没必要给予退热药。

3. 在没有临床医生评估的情况下，一般不推荐3个月以内的婴儿使用对乙酰氨基酚（个别国家的指南指出，一般不推荐2个月以内的婴儿使用对乙酰氨基酚），一般不推荐6个月以内的婴儿使用布洛芬。

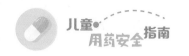

☀ 退热药怎么选

中国、美国、英国的循证指南都推荐，最常用于儿童和青少年的退热药是对乙酰氨基酚和布洛芬，但是目前各权威指南均不推荐联合或交替使用对乙酰氨基酚和布洛芬，只有当高热不退持续存在或退而复现时，由医生评估后，才考虑交替使用这两种药物。

☀ 退热药怎么用

1. 对乙酰氨基酚　对乙酰氨基酚的使用剂量一般为一次10～15mg/kg，口服，必要时每4～6小时1次（24小时内不超过4次）。对乙酰氨基酚在30～60分钟开始起效，一般60分钟内都能观察到效果。对乙酰氨基酚在3～4小时达到最大效应，作用可以持续4～6小时，约80%的发热儿童使用对乙酰氨基酚后体温能降低1～2℃。表2-3以泰诺林（15ml∶1.5g）为例介绍了不同体重的儿童对乙酰氨基酚的使用剂量。

注意事项：①在没有医生评估的情况下，一般不推荐3个月以内的婴儿使用对乙酰氨基酚；②一般用于退热，连续使用不得超过3天（或在医生指导下使用）；③如果对乙酰氨基酚与含有对乙酰氨基酚的复方制剂或含有对乙酰氨基酚的中成药同时使用，有可能发生药物过量，因此不建议合用其他含相同成分的药物；④家长在给孩子用药前要仔细阅读药品说明书，了解药品的成分，避免重复用药或超剂量用药。

表2-3 不同体重的儿童对乙酰氨基酚（以泰诺林15ml∶1.5g为例）的使用剂量

体重/kg	最小量/ml	最大量/ml	体重/kg	最小量/ml	最大量/ml
4	0.4	0.6	23	2.3	3.5
5	0.5	0.8	24	2.4	3.6
6	0.6	0.9	25	2.5	3.8
7	0.7	1.1	26	2.6	3.9
8	0.8	1.2	27	2.7	4.1
9	0.9	1.4	28	2.8	4.2
10	1.0	1.5	29	2.9	4.4
11	1.1	1.7	30	3.0	4.5
12	1.2	1.8	31	3.1	4.7
13	1.3	2.0	32	3.2	4.8
14	1.4	2.1	33	3.3	5.0
15	1.5	2.3	34	3.4	5.1
16	1.6	2.4	35	3.5	5.3
17	1.7	2.6	36	3.6	5.4
18	1.8	2.7	37	3.7	5.6
19	1.9	2.9	38	3.8	5.7
20	2.0	3.0	39	3.9	5.9
21	2.1	3.2	40	4.0	6.0
22	2.2	3.3			

注：适用于3月龄以上（特殊情况下可用于≥2月龄）；一次最大服用量600mg，即一次最多6ml；两次用药间隔至少4～6小时，24小时内不超过4次。

2. 布洛芬　布洛芬的使用剂量一般为一次5～10mg/kg，口服，必要时每4～6小时1次（24小时内不超过4次）。布洛芬在60分钟内起效，3～4小时达到作用高峰（体温降低1～2℃），作用持续时间为6～8

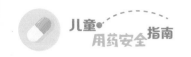

小时。表2-4以布洛芬混悬液（30ml：0.6g）为例介绍了不同体重的儿童布洛芬的使用剂量。

表2-4　不同体重的儿童布洛芬（以布洛芬混悬液30ml：0.6g为例）的使用剂量

体重/kg	最小量/ml	最大量/ml	体重/kg	最小量/ml	最大量/ml
4	1.0	2.0	23	5.8	11.5
5	1.3	2.5	24	6.0	12.0
6	1.5	3.0	25	6.3	12.5
7	1.8	3.5	26	6.5	13.0
8	2.0	4.0	27	6.8	13.5
9	2.3	4.5	28	7.0	14.0
10	2.5	5.0	29	7.3	14.5
11	2.8	5.5	30	7.5	15.0
12	3.0	6.0	31	7.8	15.5
13	3.3	6.5	32	8.0	16.0
14	3.5	7.0	33	8.3	16.5
15	3.8	7.5	34	8.5	17.0
16	4.0	8.0	35	8.8	17.5
17	4.3	8.5	36	9.0	18.0
18	4.5	9.0	37	9.3	18.5
19	4.8	9.5	38	9.5	19.0
20	5.0	10.0	39	9.8	19.5
21	5.3	10.5	40	10.0	20.0
22	5.5	11.0			

注：适用于6月龄以上；一次最大服用量400mg，即一次最多20ml；两次用药间隔至少4～6小时，24小时内不超过4次。

注意事项：①在没有医生评估的情况下，一般不推荐6个月以内的婴儿使用布洛芬；②一般用于退热，连续使用不得超过3天，3天后发热症状不缓解需要及时就医；③布洛芬与含有布洛芬的复方制剂同时服用，可能发生药物过量，因此不建议合用其他含相同成分的药物。

☀ 孩子发热居家观察，可以给孩子做哪些护理

首先要强调一下，关注孩子的精神状态变化，如吃喝玩睡等情况，要比关注发热时体温高低更为重要。对孩子进行居家护理，家长可以做下面这些事情。

1. 多饮水 发热时孩子更加容易散失水分，从而引起脱水，因此要让孩子多饮水，也可以适当补充少量新鲜果汁，用以补充人体所需维生素C。但需要注意的是，不要勉强喂孩子喝水。另外，如果孩子已数小时不愿意或不能喝水，需立刻联系医护人员。

2. 保证排便 如果孩子超过48小时没有排便，需要告诉医生。

3. 保持适宜室温 室内要注意通风，保持室内空气流通，室温保持在25℃左右，不可以采用捂汗的方式。

4. 多休息 保持环境清洁、安静，尽量减少亲友探视，防止交叉感染，同时也有利于孩子休息。

5. 注意饮食 学龄前和学龄期儿童发热时以流质、半流质食物为主。

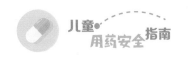

☀ 给孩子退热有哪些误区

1. 盲目使用物理降温　发热常常伴随寒战，使身体起鸡皮疙瘩，这时用冷水擦洗，甚至用酒精擦洗，其刺激程度大人都受不了，何况是孩子？另外，酒精也会透过儿童的皮肤进入体内，儿童对酒精的代谢能力弱，很容易造成酒精中毒。因此，对于一般的发热儿童，各个国家的权威指南均指出，更重要的是药物治疗，而不是物理治疗。

2. 盲目使用抗菌药　抗菌药仅对细菌引起的感染有效，对病毒引起的感染则无效。医生通过年龄、病史、体格检查、化验结果等诊断为细菌感染的，才需要使用抗菌药来治疗。家长不要盲目用药。

☀ 什么是热性惊厥

热性惊厥是儿童最常见的一种神经系统疾病。它的发生与年龄有关，多发生在6月龄到5岁的儿童，患病率为3%～5%。当直肠温度≥38.5℃或腋窝温度≥38℃时，儿童就有可能发生热性惊厥。热性惊厥通常发生在发热24小时内。

普遍被接受的热性惊厥标准包括：①与高于38℃的发热相关的惊厥；②发生于6个月以上5岁以下的儿童；③没有中枢神经系统感染；④无急性全身性代谢异常；⑤既往没有发生过无热惊厥。

☀ 热性惊厥急性发作怎么办

在热性惊厥发作期间，家长不要惊慌，可以按以下步骤操作。

1. 大多数热性惊厥呈短暂发作，持续时间为1～3分钟，其间家长应该照看好自己的孩子，防止其跌落或受伤，不要刺激孩子。

2. 不要在孩子的嘴里放任何东西或试图阻止其抽搐动作，切忌掐人中、撬开牙关、按压或摇晃孩子，这些行为反而会对孩子造成进一步的伤害。

3. 抽搐期间分泌物较多，可让孩子平卧，头偏向一侧或取侧卧位，及时清理口鼻腔分泌物，避免窒息。

4. 记录热性惊厥发作的持续时间，必要时立即拨打120。

5. 热性惊厥停止后，尽快带孩子去看医生，需要医生来确认孩子的发热是不是由严重感染引起的。医生会根据家族史、孩子病史、病情严重程度以及体格检查等，来选择相应的辅助检查。因此，医生有可能告诉家长，孩子需要留院观察，家长要积极配合；若医生判断后告诉家长无须住院治疗，那家长可以带孩子回家，密切观察病情变化。

☀ 热性惊厥会复发吗

有热性惊厥病史的孩子存在复发的风险，再次发生热性惊厥的概率为30%～50%。大多数热性惊厥在1年内再次发作。

存在以下情况的孩子，复发的风险往往较高：①年龄小（＜15个

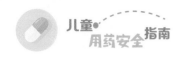

月）；②经常发热；③家族里有热性惊厥或癫痫病史；④发热与惊厥间隔的时间很短；⑤惊厥发作时体温不高。

☀ 如何预防热性惊厥

1. 小儿感染性疾病是热性惊厥最常见的原因，因此均衡饮食、坚持锻炼、对传染性疾病如流行性感冒进行预防接种等是防止热性惊厥的根本措施。

2. 孩子体温一旦高于38℃，及早采取降温措施，可以减少发病概率，起到预防作用。

☀ 什么是普通感冒

普通感冒主要由病毒感染所致，是上呼吸道感染最常见的类型，可发生于任何年龄，尤其是免疫力低下的儿童，每年人均感冒次数为5～7次。感冒经常发生在季节交替之际，尤其是冬春季，起病较急，表现为打喷嚏、鼻塞、流涕、咽喉痛等。症状通常始于感染后的10～12小时，2～3天达到高峰，之后逐渐减轻，一般7～10天可自愈，部分儿童症状可持续3周甚至更长。

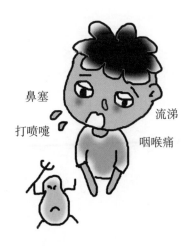

鼻塞

打喷嚏

流涕

咽喉痛

☀ 什么是流行性感冒

　　流行性感冒（简称流感）是一种由流感病毒引起的急性呼吸道传染病。该病传染性强、传播速度快，发病率在所有传染病中排名第一，一般秋冬季是其高发期，发病后通常会出现头痛、高热、乏力、肌肉酸痛等症状。通常来说，流感发热会持续三四天，也有可能出现胃肠型流感或重症肺炎，还会引起神经系统损害、心脏损害、休克等重症症状，甚至死亡。

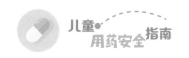

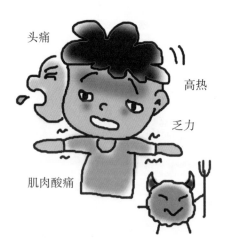

头痛

高热

乏力

肌肉酸痛

☀ 如何区分普通感冒和流感

　　流感的症状和普通感冒相似，家长一定要注意区分。普通感冒和流感的区别见表2-5。

表2-5　普通感冒和流感的区别

项目	普通感冒	流感
病原体	鼻病毒等多种病原体	流感病毒
一般症状	咽喉痛、打喷嚏、流涕、鼻塞、咳嗽等	高热、头痛、乏力等
发热症状	一般无发热或只有低热	高热可达39~41℃
全身症状	一般没有	全身肌肉酸痛
自愈情况	一般5~7天自愈	有自限性，但易引发肺炎等并发症
流行情况	小规模传染，一般不流行	大范围流行
易感人群	各类人群普遍易感，全年皆可感染	老年人、儿童、慢性病患者

☀ 普通感冒要不要用药

感冒是一种自限性疾病，吃药1周能好，不吃药1周也能好，因此大部分情况下不需要用药，只需要合适的家庭护理。但是，当感冒引起的打喷嚏、流涕、咽喉痛、头痛、发热等症状给孩子的生活、学习带来了困扰，就需要选择对症治疗来缓解症状，但对症治疗并不能缩短病程。

☀ 流感要不要用药

流感是由病毒引起的，及时给予抗病毒药物不仅可以减轻流感症状、缩短病程，还可以预防严重的流感并发症。儿童常用药有奥司他韦和扎那米韦，这两种药对甲型流感、乙型流感均有抑制作用，为抗病毒的一线治疗药，具体品种和剂量与儿童的年龄以及体重相关，需要在医生的指导下选用。此外，抗病毒药最好在发病48小时内服用，一般服用3~5天，能缓解症状及缩短病程3~5天。

☀ 儿童感冒的家庭护理有哪些要点

1. 多喝水　感冒主要的治疗方法就是多喝水，补充水分有利于健康的恢复。

2. 使用加湿器　使用加湿器可以增加室内空气的湿度，减少空气对

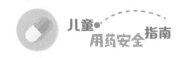

上呼吸道的刺激。生理盐水经鼻雾化有助于6个月以内的婴儿保持鼻腔畅通，尤其在喂奶前更为重要。对于鼻塞的儿童，可以用生理盐水软化鼻屎后小心去除，保证其呼吸顺畅。睡觉的时候也可以适当抬高儿童的头部，比如增加枕头的高度，保证其呼吸顺畅。不过，1岁以内的婴儿不建议使用枕头。

3. 帮助散热 房间应保持清凉、透气，温度维持在25～27℃之间，以儿童感觉舒适为宜。脱掉儿童身上过多的衣物，换上轻薄、透气的衣物，帮助儿童更好地散热，切不可采用捂汗的方式。

☀ 复方感冒药几岁可以用

一般6岁以上才可以使用复方感冒药。目前市面上大部分的儿童感冒药基本都包含2种以上有效成分，由于其成分复杂多样，不建议家长自行给孩子服用或者合用多种感冒药。若6岁以内的儿童使用复方感冒药，需要在医生的指导下进行。

☀ 流感疫苗要不要打

接种流感疫苗是预防流感最有效的措施，由于流感通常在每年秋冬季流行，因此推荐儿童在每年10月份完成疫苗接种。

需要注意的是，流感病毒有很多亚型，且很容易产生变异，也就是说疫苗有一定的时效性，一旦病毒出现变异，之前接种的疫苗作用就可能减小甚至不起作用。世界卫生组织会根据当年的情况筛选出流行的亚型，因此每年的流感疫苗有效成分并不一样，这也是需要每年注射一次流感疫苗的原因。就算接种了疫苗，也要半个月时间才能在体内产生抗体，在这段时间里依然有得流感的风险，因此还是要注意日常预防。

☀ 如何预防感冒

1. 注意个人卫生，勤洗手。特别是外出后，饭前便后，触摸眼睛、鼻或口腔前后，一定要洗手，尽量用洗手液或肥皂洗手，流动水洗净。

2. 保持室内空气流通。在空气状况良好的情况下，每天勤通风，每次通风时间不少于30分钟。

3. 尽量避免去人员密集、空气污浊的场所，尤其是在流感高发季，尽量佩戴口罩。

4. 注意保暖，适时增减衣物，加强锻炼，保证睡眠。

5. 注意营养均衡，饮食规律，多吃新鲜蔬菜、水果。

☀ 什么是咳嗽

咳嗽本质上是机体的一种保护性神经反射，是当呼吸道内有病理性分泌物（最常见的是痰液），或一不小心有异物进入呼吸道时（较常见

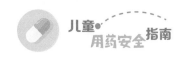

的是吃饭不慎使米粒落入气管）而引发的机体反射反应。其生理意义是
有效清除呼吸道内的分泌物和进入喉、气管、支气管等处的异物。

☀ 如何判断咳嗽是由哪些原因引起的

引起咳嗽的原因有很多，表2-6总结了咳嗽的一些特点和可能相关
的疾病，供家长参考。但请家长不要自行对号入座，具体情况需要医生
具体诊断分析。

表2-6　咳嗽的特点和可能相关的疾病

咳嗽的特点	可能相关的疾病
松散的（非连续性的），有痰	支气管炎、哮喘性支气管炎、囊性纤维化支气管扩张症
刺耳的	气管炎、习惯性咳嗽
伴有喘鸣	喉阻塞、百日咳
阵发性的（有或没有恶心、呕吐）	囊性纤维化、百日咳综合征
断断续续的	衣原体肺炎
夜间和（或）凌晨发作或加剧	上呼吸道或下呼吸道过敏或两者都有、鼻窦炎
大多数在早上醒来时严重	囊性纤维化、支气管扩张症、慢性支气管炎
剧烈运动后出现	运动诱发的哮喘、囊性纤维化、支气管扩张症
睡眠时消失	习惯性咳嗽
急促的（喘息）	气道高反应

☀ 孩子一咳嗽就要用止咳药吗

　　引起咳嗽的原因有很多，如果孩子咳嗽了，不要过度紧张，首先要弄明白到底是什么原因导致咳嗽，盲目使用止咳药会掩盖症状。另外，考虑到止咳药的不良反应，非严重影响学习、生活的咳嗽一般不建议使用止咳药，2岁以内的婴幼儿一般不建议使用；严重咳嗽可在医生指导下选用药物，但也不建议长期使用。婴幼儿建议进行雾化治疗。

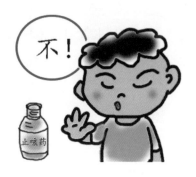

☀ 咳嗽久了会导致肺炎吗

　　这个问题困扰了很多家长。现实生活中确实有孩子咳嗽了很久，然后去医院一查得了肺炎的情况。但是"咳嗽咳久了会导致肺炎"这一说法是不对的。在学龄前儿童中，肺炎大部分是由肺炎链球菌和流感嗜血杆菌引起的；大龄儿童的肺炎可能是由支原体、衣原体感染引起的。咳嗽只是肺炎的一个症状，并不是引起肺炎的病因，因此不需要担心孩子咳嗽久了会得肺炎。但是家长也需要警惕，孩子一旦咳嗽长期不愈，出

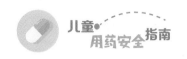
现胸闷等症状，就有可能是得了肺炎，如果不及时就医，可能会引起脑膜炎、菌血症等严重感染性疾病。此外，肺炎链球菌疫苗可以显著降低2岁以下儿童获得性肺炎的发病率，如果家长担心孩子得肺炎，建议去社区接种疫苗。

☀ 咳嗽了，为什么医生开了一堆治疗鼻炎的药

儿童咳嗽的一个重要原因就是上气道咳嗽综合征。如果经诊断，咳嗽是由鼻炎所致分泌物无法清除引起的，使用治疗鼻炎的药物才是真正的对症下药。

☀ 咳嗽要吃化痰药吗

一般来说，湿性咳嗽是需要服用化痰药的。湿性咳嗽的主要致病机制就是气道有了炎症后，因黏液高分泌以及黏液清除障碍，导致气道黏液滞留。这些黏液会对气道形成刺激，导致咳嗽。婴幼儿还没有办法通过咳嗽将黏液咳出，但是在吐奶的时候能看到这些黏液的存在。化痰药的主要功能是调节黏液黏稠度及促进纤毛清除黏液。适当的拍背与胸背部叩击、有效的深呼吸与咳嗽以及适当的体位引流，均有助于黏液排出。

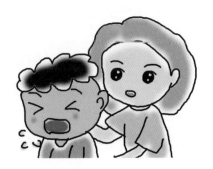

☀ 什么是支气管哮喘

　　支气管哮喘（简称哮喘）是以反复发作的喘息、咳嗽、气促、胸闷为主要临床表现，常在夜间和（或）凌晨发作或加剧。气道症状的具体表现形式和严重程度具有随时间而变化的特点，并常伴有可变的呼气气流受限。

　　一般来说，得了哮喘的儿童会有以下症状：①多于每月1次的频繁发作性喘息；②活动诱发的咳嗽或喘息；③非病毒感染导致的间歇性夜间咳嗽；④喘息症状持续至3岁以后；⑤抗哮喘治疗有效，但停药后又复发。当然，还是建议让专业医生判断，进行定期评估与治疗。临床上，肺通气功能是判断哮喘的重要指标。

☀ 哮喘急性发作怎么办

　　哮喘急性发作时，需要使用吸入性速效β₂受体激动剂（如沙丁胺醇），这是哮喘急性发作期的首选药物。家长在发现孩子哮喘发作的第

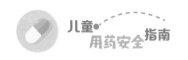

一时间内，需要给予及时、恰当的治疗，及时使用吸入性速效β₂受体激动剂（单剂给药，连用3剂）或通过雾化吸入方法给药，如给药后哮喘症状未能有效缓解或症状缓解维持时间小于4小时，应即刻前往医院就诊。虽然速效β₂受体激动剂可以缓解哮喘，但是研究显示过度使用（每月使用定量压力气雾剂＞200吸）是哮喘相关死亡的独立危险因素，因此要注意哮喘的日常持续控制。

☀ 治疗哮喘用的激素药会不会影响孩子发育

吸入性糖皮质激素是长期控制哮喘的首选药物，通常长期、规范使用，可有效控制哮喘症状、减少哮喘发作次数、降低哮喘死亡率。很多家长担心吸入激素会影响孩子的生长发育，但是长期研究显示，低剂量吸入性糖皮质激素治疗对儿童生长发育、骨质代谢、下丘脑-垂体-肾上腺轴没有明显的抑制作用。因此如果正确使用吸入性糖皮质激素，家长完全可以放心。

☀ 使用吸入性糖皮质激素时要注意什么

吸入性糖皮质激素的局部不良反应包括声音嘶哑、咽部不适和口腔念珠菌感染。因此需要在吸药后用清水漱口，或者通过加用储雾罐或选用干粉吸入剂等方法来减少局部不良反应的发生。

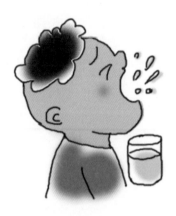

☀ 儿童雾化治疗时要注意什么

1. 定期消毒雾化器，避免污染和交叉感染。

2. 定期更换雾化器，保证有效输出量。

3. 给儿童做雾化时，通常选择半坐位或者坐位会比较好，因为这样的体位有利于吸入的药物沉积到支气管或者肺泡。手持的喷雾器应该保持与地面垂直，这样可以避免喷雾的药液倾斜流出去。

4. 雾化面罩要罩住口、鼻，防止药物进入眼睛。雾化时正常呼吸即可，如儿童哭闹，可暂停雾化。儿童哭闹时，药物微粒主要以惯性运动方式留存在口咽部，而且面罩不易固定，因此最好在儿童安静状态下吸入。

5. 最好饭前做雾化。家长可在雾化后给予儿童拍背（空掌拍背，由下而上，要有一定力度），时间至少15分钟。通过拍背使痰液易于咳出或下咽，从而更好地解除气道阻塞，有利于患儿呼吸道的通畅。

6. 雾化前不要涂抹油性面膏，结束后立即清洗脸部，以减少经皮肤

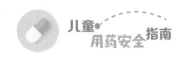

吸收的药量。雾化后用清水漱口，防止长期用药引起的口咽部念珠菌感染。

7. 使用氧气驱动雾化时，应注意用氧安全，禁止在有氧设备附近吸烟或燃明火。

☀ 什么是腹泻

腹泻是儿童的常见病，每年的6—8月和10—12月是腹泻患儿医院就诊的两大高峰期。腹泻主要表现为大便的"量""频率"及其"含水量"的改变。如果排便的频率（小婴儿大便频率增加到平日的2倍，大年龄儿童每天≥3次）及量明显比平日增多，或含水量大增（成为稀便或水便），就是腹泻。

☀ 如何判断儿童腹泻脱水程度

腹泻时，人体内的水和电解质会随大便一起排出体外，由于儿童对水需求量大，细胞外液水平不够稳定，就很容易出现脱水及电解质紊乱等并发症。一旦出现脱水，就会造成水和电解质的大量丢失，严重者会出现休克，甚至会有生命危险。

当发现腹泻儿童出现反应改变（如烦躁或嗜睡）、少泪或无泪、口唇干燥、尿量减少、面色苍白、四肢冰冷、皮肤弹性变差等症状时，应警惕儿童发生脱水。临床上将脱水程度分为轻度脱水、中度脱水和重度脱水。脱水程度的正确判断能够帮助家长有效评估儿童的病情，从而选择最佳就诊时间，可有效避免病情加重以及并发症的发生（表2-7）。

表2-7　不同程度的脱水对应的症状

项目	轻度	中度	重度
累计损失量/ml·kg⁻¹	30～50	50～100	>100
失水占体重比	≤5%	5%～10%	>10%
精神状态	稍差	萎靡或烦躁	嗜睡甚至昏迷
皮肤弹性	捏起后回缩快	捏起后回缩慢（<2秒）	捏起后回缩很慢（>2秒）
黏膜	稍干燥	干燥	明显干燥
前囟、眼窝	稍有凹陷	凹陷	明显凹陷
尿量	稍少	明显减少	无尿
肢端	尚温暖	稍凉	凉或发绀
脉搏	正常	增快	明显快且弱
血压	正常	正常或稍降	降低甚至休克
家长处理办法	补充足量水或给予口服补液盐	口服补液盐，效果不佳时及时就医，静脉补液	立即就医，静脉补液

☀ 儿童腹泻出现哪些症状需要及时就医

如果儿童腹泻较为严重，出现以下症状，需要及时就医。

1. 精神萎靡，皮肤干燥，眼窝凹陷。

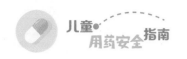

2. 少尿、无尿等脱水症状。

3. 大便呈黏液脓血便。

4. 高热（3个月内婴儿体温高于38℃，3～36个月婴幼儿体温高于39℃）、抽搐、脸色苍白等。

5. 伴有剧烈呕吐，难以喂服口服补液盐。

6. 喂服口服补液盐后，症状没有明显改善。

☀ 如何预防和纠正脱水

在儿童开始出现腹泻时，就应该口服足够的液体以预防脱水。世界卫生组织和联合国儿童基金会提出，在腹泻期间增加液体摄入量，可以有效控制腹泻和预防脱水。美国儿科学会指出，对于轻、中度脱水的儿童，口服补液是首选的治疗措施。

☀ 口服补液盐怎么用

口服补液盐含有氯化钠、氯化钾、碳酸氢钠（或枸橼酸钠）和葡萄糖，具有补充水、钠和钾的作用。自儿童腹泻开始就应口服足够的液体以预防脱水，可给予一定的口服补液盐。每次排稀便后补充一定量的液体，直至腹泻停止。预防脱水的补液剂量：＜6个月的儿童，50ml；6个月～2岁的儿童，100ml；2～10岁的儿童，150ml；10岁以上的儿童，能喝多少给多少，直到腹泻停止。

轻至中度脱水的补液剂量：用量（ml）＝体重（kg）×（50～70）ml/kg，4～6小时内分次服完。

使用注意事项：①一袋口服补液盐需要整袋冲入250ml温水中，不能拆分成半袋冲入125ml温水中，避免因为拆分不精确影响溶液浓度而影响疗效。②每袋口服补液盐需一次性配制好，但可以分次服用，儿童患者可以遵循少量多次的原则，隔几分钟喝几口，在4小时内喝够所需剂量。配制好的溶液室温可保存8～12小时，最好现配现用，避免过夜放置，防止细菌生长。③口服补液盐凉了以后不能直接往溶液里添加热水，添加热水会稀释溶液，影响疗效。可以像热奶一样，用杯子盛装放进有热水的容器隔水温热。④不能在口服补液盐里加牛奶、果汁或其他饮料。⑤口服补液盐一般不用于早产儿。脑、肾、心功能不全者和高钾血症患者慎用。腹泻停止后应立即停用，严重失水或使用口服补液盐后失水无明显纠正者，需改为静脉补液。

☀ 有哪些可以用于缓解脱水的饮品

苹果汁、放掉气的可乐（适用于3岁以上的儿童）以及米汤（水沸腾后，下大米，煮开10分钟关火，取米汤）都可以用于缓解脱水。

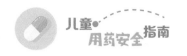

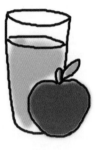

苹果汁

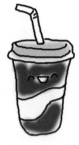

放掉气的可乐

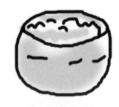

米汤

☀ 腹泻时要不要用抗菌药

大多数腹泻具有自限性，不使用药物就可以自愈。盲目使用抗菌药不仅有可能出现不良反应，而且容易造成肠道菌群失调，使腹泻迁延不愈。世界卫生组织提出，仅10%的感染性腹泻需要使用抗菌药治疗。国内相关研究同样认为，仅有20%～30%的腹泻需要应用抗菌药治疗。

☀ 止泻药蒙脱石散怎么用

蒙脱石散对消化道内的病毒、细菌及其产生的毒素等具有固定、吸附作用，使其失去致病作用，而不伤害寄居肠道的正常有益菌群。此外，蒙脱石散对消化道黏膜具有很强的覆盖保护能力。1岁以下婴儿，每天1袋（3g）；1～2岁，每天1～2袋（3～6g）；2岁以上，每天2～3袋（6～9g）。分3次服用，服用时将药倒入半杯（约50ml）温水中混匀，快速服完。

使用时要注意：①本品应空腹服用。清晨或饭后2小时为最佳服药时间，服药后2小时内不宜进食，否则会影响药物发挥作用。②在腹泻得到抑制、大便变稠时，应及时停止服用本品，过量服用易导致便秘。③蒙脱石散吸附力较强，与其他药物同时服用会影响同服药物的药效，因此本品应单独服用。如必须联用其他药物，如抗菌药、益生菌等，需间隔2小时以上。④儿童急性腹泻服用本品1天后、慢性腹泻服用3天后症状若未改善，需咨询医生。

☀ 如何使用益生菌辅助止泻

使用益生菌可以有效缓解腹泻、缩短病程，在使用时要注意：

1. 益生菌为活菌制剂，应避免高温破坏活性，可以用低于40℃的温水或牛奶餐前送服。

2. 益生菌不宜与收敛剂、吸附剂（如铋剂、蒙脱石散等）同时服用，以免吸附或杀灭活菌，降低疗效。

3. 大多数益生菌对抗菌药敏感，可被抗菌药灭活，因此在使用时尽量避免与抗菌药同时服用。如果确需服用，应至少间隔2小时。

4. 很多益生菌制剂中含有乳糖或牛奶蛋白成分，乳糖不耐受者和牛奶过敏者禁用。

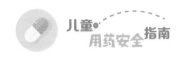
☀ 如何区分益生菌、益生元以及合生元

1. 益生菌　益生菌是有活性的微生物，适量摄取时能对宿主的健康产生积极影响，主要包括乳酸杆菌、双歧杆菌、酵母菌等，可以直接服用或作为食品添加剂。

2. 益生元　益生元本质上是一种特殊的低聚糖，可以刺激消化系统中益生菌的生长或活化，具有促进益生菌增殖、改善肠道菌群等作用，主要包括低聚果糖、低聚半乳糖、低聚葡萄糖等，主要存在于母乳、蜂蜜、豆类等食物中。

3. 合生元　合生元为益生菌及益生元的混合制剂，它既可发挥益生菌的生理活性，又能选择性地增加益生菌的数量，使其作用更加显著和持久。

☀ 什么是腹泻奶粉

腹泻奶粉俗称止泻奶粉，是一种特殊的婴儿配方奶粉，适用于先天对牛奶蛋白或乳糖过敏，因乳糖不耐受而引起腹泻的婴儿。它主要是将普通奶粉中的乳糖用麦芽糊精或葡萄糖聚合物取代，且在蛋白质上也做了调整，这种奶粉在营养上与其他婴儿奶粉并无差异，是婴儿腹泻期和恢复期可以放心食用的特殊奶粉。一般至少食用1周的时间，但也因人而异，主要根据腹泻儿童大便情况来决定；大便正常后，建议再吃1周，以利于身体更好地恢复。

☀ 儿童腹泻需要禁食吗

儿童腹泻在一定意义上是一种营养性疾病。急性轻型腹泻发病后，70%以上的儿童体重正常增长会受到影响。在体重增长停顿或下降的儿童中，40%以上由腹泻引起。慢性腹泻儿童、重症腹泻儿童营养不良的情况更为严重。营养不良又使腹泻迁延不愈，两者呈恶性循环，传统的"饥饿疗法"可加重营养不良，故腹泻患儿不能禁食。

儿童腹泻时，不仅不应禁食，反而应多补充水分，特别是营养丰富的流质或半流质饮食，如米粥、面条等，禁忌改变饮食，不能以米汤或米粉完全代替平日饮食。适当饮食的目的是保证消化功能的正常，这样才有利于病情的好转。当然，有些情况可能需要短时间禁食，比如儿童腹泻的同时伴有呕吐，越吃越吐，这时候可以采取短时间禁食，一旦呕吐症状缓解，就要恢复饮食。另外，如果发现血便、腹胀明显，应给予禁食，此时需警惕急性坏死性小肠结肠炎的发生。

如果是母乳喂养的婴幼儿，可以继续母乳喂养；如果是配方奶粉喂养或吃辅食的儿童，可以少食多餐，食物也要根据病情恢复情况调整，由稀到稠，饭量由少到多，逐渐过渡。

☀ 什么是便秘

便秘是指儿童排便减少（每周不超过2次）、排便疼痛或大便粗硬的现象，排便时可能需要特别用力。

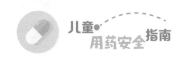

对于家长来说，应该了解孩子在生长发育期间，随着年龄的增长，排便频率会逐渐减少，这与胃肠道传输时间的变化和结肠运动模式的改变有关。此外，大便的性状也会发生相应的改变。各个年龄段大便的频率和性状见表2-8。

表2-8　各个年龄段大便的频率和性状

年龄段	大便频率	大便性状
刚出生	足月新生儿，首次排便通常发生在出生后36小时内，早产儿排便可能延迟；90%的正常新生儿出生后24小时内会排出胎便	墨绿色、无臭、黏稠的胎便
出生1周	平均每天排便4次；母乳喂养的婴儿在出生后最初几天，排便次数可少至一天1次，随后排便频率通常随母乳产量增加而增加	哺乳后，婴儿排出混合性粪便，棕绿色、稀薄、黏稠，可有奶块
出生3个月	母乳喂养：平均每天排便3次，部分母乳喂养的新生儿可能每次喂奶后都会排便，但也可能长达7天都不排便	金黄色、均匀糊状或软块状，略带酸味，黏附于尿布上
	配方奶喂养：平均每天排便2次，但不同类型的配方奶也会有差异。与牛乳配方奶喂养儿相比，一些大豆配方奶喂养儿排便次数更少，而水解酪蛋白配方奶喂养儿排便也会更频繁一些	牛乳配方奶喂养儿的粪便为淡黄色、较坚硬，一些大豆配方奶喂养儿的粪便更硬，水解酪蛋白配方奶喂养儿的粪便更松散
到2岁时	略低于一天2次	像香肠或蛇，光滑且柔软，或为软团块，边缘清晰
到4岁时	略高于一天1次	

☀ 什么是器质性便秘？什么是功能性便秘

便秘的原因有很多，可以分为两大类：器质性便秘和功能性便秘。器质性便秘是指肠道存在器质性病变，包括：①直肠或肛门病变

（如痔疮、肛裂等）引起排便疼痛，导致惧怕排便；②结肠梗阻（如结肠肿瘤、先天性巨结肠、肠套叠等）；③全身性疾病（如糖尿病、甲状腺功能减退症等），使肠道肌肉松弛，导致排便无力。儿童的器质性便秘大多是先天性肠道畸形导致的，比较常见的疾病包括先天性巨结肠、乙状结肠冗长症等。一般调理不能痊愈，需要及时就医进行治疗，大多需要借助手术治疗。

功能性便秘是指持续性排便困难、排便次数减少或看起来未能完全排空大便，并且缺乏原发性解剖学原因或生化病因的证据。要知道，在1岁及以上的健康儿童中，95%以上的便秘为功能性便秘，且在学龄前儿童中更加常见。家长可通过表2-9进行判断，诊断标准参照目前国际通用的罗马Ⅳ诊断标准。

表2-9　不同年龄段功能性便秘判断标准

新生儿至4岁幼儿 （至少符合下列2项条件，并持续1个月）	4岁以上儿童 （至少符合下列2项条件，每周至少发生1次，时间持续1个月以上）
每周排便≤2次	每周在厕所排便≤2次
能控制排便后每周至少出现1次大便失禁	每周至少出现1次大便失禁
有大量粪便潴留史	有粪便潴留姿势或过度克制排便病史
有排便疼痛或排便费力史	有排便疼痛或困难的病史
直肠内有大量粪便团块	直肠内存在大粪块
粗大粪便曾堵塞抽水马桶	粗大粪块曾堵塞抽水马桶

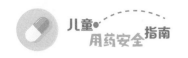
☀ 儿童功能性便秘怎么办

儿童功能性便秘早期干预治疗效果显著，但家长往往不会注意，从而错失良机，最后导致了一些并发症。在了解了便秘发生的原因之后，大多数儿童经过饮食调理、排便训练、药物治疗等，便秘得到有效缓解。如果儿童存在便秘问题，建议采取以下措施。

1. 4月龄到1岁的婴儿

（1）4周以内的急性便秘：采用膳食干预通常有效，对于未添加固体食物的婴儿来说，可在配方奶粉中加入不能消化、有渗透活性的碳水化合物，比如富含山梨醇的苹果汁、西梅汁或梨汁；对于已经添加固体食物的婴儿，可以适当摄入富含膳食纤维的果蔬。

（2）慢性或复发性便秘：除了调整膳食结构，还可以谨慎使用渗透性泻药（如乳果糖等）治疗，一般用药1～2天即起效，可使大便软化，消除儿童排便痛苦。

2. 1岁以上儿童 推荐摄入富含膳食纤维的食物，并保证每天摄入充足的液体（960～1920ml，每天最低液体摄入量为10kg体重摄入960ml，每增加1kg增加50ml）；训练儿童养成每天固定时间自主排便的习惯，排便时尽量采用坐便；要让孩子适当运动，避免久坐。有忍便不排、排便疼痛、直肠出血或肛裂的儿童，除了以上措施外，初期建议使用渗透性泻药辅助治疗。除此以外，经常用温水坐浴、使用益生菌调节肠道菌群、用开塞露通便等也是很好的方法。

如果采取了上述措施，便秘仍然没有得到改善，甚至加重并出现腹痛、呕吐、发热等其他伴发症状，需要及时入院就诊。

☀ 常用通便药有哪些

1. 乳果糖 乳果糖口服溶液是常用的通便药，适用于所有人。服用方法：婴儿每天5ml，1～6岁儿童每天5～10ml，7～14岁儿童每天10～15ml，宜在早餐时1次服用，可根据患者情况酌减剂量。

2. 聚乙二醇 聚乙二醇适用于8岁以上儿童及成人便秘的治疗。

3. 比沙可啶 比沙可啶适用于6岁以上儿童及成人便秘的治疗。由于比沙可啶是刺激性泻药，建议短期、间断使用。

☀ 哪些益生菌可以调节便秘

推荐选用双歧杆菌三联活菌散、双歧杆菌三联活菌肠溶胶囊、双歧杆菌乳杆菌三联活菌片、枯草杆菌二联活菌颗粒、酪酸梭菌二联活菌散、布拉氏酵母菌散、地衣芽孢杆菌活菌胶囊。

☀ 大便软化剂有哪些

常见的大便软化剂有开塞露，它可帮助结肠收缩并软化大便，减少排便困难。但这类药物只能临时使用，不可长期使用，否则会产生依赖性。

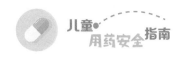

☀ 什么是过敏性鼻炎

过敏性鼻炎也称变应性鼻炎，是机体暴露于过敏原后，主要由免疫球蛋白E介导的鼻黏膜非感染性慢性炎性疾病，主要表现为反复的鼻痒、鼻塞、流清水样鼻涕以及打喷嚏，症状可能会在接触冷空气或者刺激物后出现，呈阵发性发作。患过敏性鼻炎的孩子常常伴有过敏体质的其他表现，如湿疹、反复荨麻疹、哮喘等。皮肤点刺试验可以确定过敏性疾病的存在，如对该过敏原过敏，点刺部位会在15分钟内出现红肿、瘙痒或颜色改变。

☀ 常用抗过敏药有哪些

抗过敏药包括抗组胺药、白三烯受体拮抗剂、肥大细胞稳定剂、糖皮质激素等，其中抗组胺药最为常用。

抗组胺药有口服和鼻喷雾剂两种剂型。口服药物可以发挥全身作用，在缓解鼻部症状的同时，也可以缓解其他部位如眼睛、皮肤的过敏症状，儿童的耐受性会更好一些。而鼻喷雾剂只作用于鼻部，因此起效会更快一些。

儿童常用抗组胺药有：①第一代抗组胺药。如马来酸氯苯那敏、异丙嗪等，因其可透过血脑屏障，常具有较强的中枢抑制等不良反应如嗜睡等，故常用于夜间治疗。②第二、三代抗组胺药。如氯雷他定、地氯雷他定、西替利嗪等，因其可以选择性阻断组胺H1受体，且不易透过血脑屏障，与第一代抗组胺药相比，其中枢抑制作用较轻，可用于白天控制症状。对于抗过敏而言，中枢抑制并不是我们想要的效果，但是中枢抑制可以提高痒觉的阈值，故可以起到一定的止痒作用。不同年龄段儿童常用抗组胺药的用法用量见表2-10。

表2-10　不同年龄段儿童常用抗组胺药的用法用量

年龄段	抗组胺药	备注
0～6个月	不推荐使用	目前缺乏6月龄以下婴儿抗组胺药的高质量临床研究。推荐使用盐水或海水鼻腔冲洗雾化等辅助治疗为主
6个月～1岁	西替利嗪：2.5mg，一天1次	6个月～1岁用法用量为国外研究用法。国内说明书提示：1岁以上儿童使用
1～2岁	西替利嗪：2.5mg，一天1次	有研究显示，1～2岁可使用西替利嗪、氯雷他定和地氯雷他定；临床上常用糖浆剂型
	氯雷他定：2.5mg，一天1次	
	地氯雷他定：1.25mg，一天1次	
2～6岁	西替利嗪：5mg，一天1次；或2.5mg，每12小时1次	说明书用法用量；临床上常用糖浆剂型
	左西替利嗪：2.5mg，一天1次	
	氯雷他定：体重≤30kg，5mg，一天1次；体重＞30kg，10mg，一天1次	
	地氯雷他定：1.25mg，一天1次	
6～11岁	西替利嗪：5～10mg，一天1次	说明书用法用量；临床上常用糖浆剂型

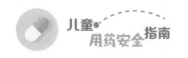

用于过敏性鼻炎的激素类鼻喷雾剂有哪些

用于过敏性鼻炎常用的激素类鼻喷雾剂有糠酸莫米松鼻喷雾剂、布地奈德鼻喷雾剂。糖皮质激素鼻喷雾剂主要作用于局部，发挥抗炎和抗过敏的作用。其生物利用度很低，全身吸收量很少，几乎可以忽略不计，避免了全身起效带来的不良反应。

鼻内用减充血剂在使用时要注意什么

减充血剂常见的有盐酸羟甲唑啉喷雾剂，通过收缩鼻腔内血管快速缓解鼻塞，可用于急慢性鼻炎、过敏性鼻炎等。鼻腔干燥者禁用，萎缩性鼻炎患者禁用。患者年龄不满2岁时，也禁止使用该药。常规使用时，连续使用不得超过7天。

洗鼻器怎么用

当过敏或者感染导致鼻炎时，鼻腔和鼻窦的黏膜肿胀，鼻涕增多，会堵塞鼻腔。通过清理鼻腔，不仅能清除黏稠的鼻腔分泌物，还能清除进入鼻腔的花粉、灰尘等刺激鼻黏膜的过敏原和细菌，缓解鼻黏膜充血，并使鼻腔不再干燥。下面就来介绍一下如何使用洗鼻器来达到清理效果。

首先，准备一个洗鼻器以及生理盐水（买来的生理盐水，要温热到37℃左右再用；如果自己配制，一定要选用无碘盐，在500ml温开水中加入4.5g无碘盐）。

清洗时，把准备好的温盐水倒入洗鼻器中，使头部位于盥洗池上方，微低头前倾并将头转向一侧，张大口自然呼吸，手持洗鼻器，将其放入上侧鼻孔，使生理盐水缓慢灌入，温盐水流经鼻前庭（长鼻毛的部分）、鼻道和少许鼻窦，绕经鼻咽部，再从另一侧鼻孔自然流出，并将鼻腔内的分泌物冲洗而出。待流出的水变清后，可以变换头位转向另一侧，用同样的方法清洗另一侧鼻孔。一般建议每天清洗1～2次，每次1～2分钟。如果症状已缓解，并且环境清洁、舒适，可以减少清洗次数或者停止一段时间。

如果孩子太小，可以采取侧躺的体位，使用盐水滴鼻剂。将盐水滴鼻剂从上侧鼻孔滴入，鼻涕将从另一个鼻孔流出，擦净鼻涕，以同样的方式冲洗另一侧鼻孔。除了洗鼻器和盐水滴鼻剂，婴幼儿也可使用注射器式洗鼻器。在将生理盐水灌入鼻腔时，水流方向要朝着鼻腔，而不要冲向鼻中隔。

需要注意的是，如果有严重的器质性病变，比如鼻甲肥大、鼻腔大量息肉、鼻中隔穿孔、鼻中隔严重偏曲等，则不推荐使用洗鼻器，因其不但效果差，甚至可能加重病情。因此，如果不知道孩子的鼻炎属于哪种类型，不要盲目用洗鼻器洗鼻，最好先到医院咨询专业医生。

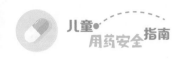

☀ 什么是中耳炎

当孩子出现抓耳朵、对周围声音反应差、睡觉易醒、易激惹等情况，或许是中耳炎的征兆，家长应注意孩子的日常表现，早发现，及时治疗。中耳炎是累及中耳部分或全部结构的急性或慢性炎症。中耳炎的发生往往是感冒后咽部、鼻部的炎症向咽鼓管蔓延，咽鼓管咽口及管腔黏膜出现充血、肿胀，纤毛运动发生障碍；也可能是不正确的擤鼻涕方式导致鼻涕向鼻后孔挤出，到达咽鼓管，从而引发中耳炎。另外，婴儿仰卧位吃奶，也容易引发中耳炎。由于婴幼儿的咽鼓管比较平直，且管腔较短、内径较宽，奶汁可经咽鼓管呛入中耳，引发中耳炎。

☀ 中耳炎要不要用抗菌药

儿童，特别是婴幼儿时期，中耳炎比较常见。儿童常见的中耳炎主要有急性中耳炎和分泌性中耳炎两种。急性中耳炎可由细菌感染引起，也可由病毒感染引起，其中由细菌感染引起的概率高于病毒感染。在细菌引起的急性中耳炎中，最常见的细菌有肺炎链球菌、流感嗜血杆菌和卡他莫拉菌，金黄色葡萄球菌较罕见。另外，在病毒引起的急性中耳炎中，最常见的病毒有呼吸道合胞病毒、鼻病毒和肠病毒。急性中耳炎表现为突然发生的耳部疼痛，1/3～2/3的中耳炎儿童会出现发热；因中耳炎常常继发于上呼吸道感染，有部分儿童会有咳嗽等上呼吸道感染症状，严重者会发生穿孔，有脓液流出，出现耳鸣、耳闷并伴听力轻度下降。分泌性中耳炎主要由咽鼓管阻塞引起，表现为听力下降，可随体位变化而变化，有轻微的耳痛、耳鸣、耳部闷胀和闭塞感，摇头可听见水声。

抗菌药主要用于细菌感染引起的疾病，因此急性中耳炎可选择使用抗菌药治疗。但即使诊断为急性中耳炎，也应该根据症状的严重程度、单侧还是双侧患中耳炎以及年龄大小（是否超过6个月）等多方面因素考虑是否需要使用抗菌药。分泌性中耳炎则不推荐使用抗菌药。

☀ 什么是湿疹

湿疹是一种常见的皮肤病，影响全世界5%～20%的儿童。儿童患湿疹时会出现以下症状：①皮肤瘙痒；②皮肤发红；③有小的凸起，或有小的水疱；④搔抓后可能出现糜烂和黄色液体渗出；⑤有时会结成一块一块的痂，覆盖在皮疹表面；⑥转为慢性后皮肤会脱皮。

大部分儿童首次出现湿疹症状在5岁前。不同年龄的儿童，湿疹的表现有所差异：①对于婴儿，湿疹较常发生在手臂和腿的前面、脸颊或头皮；②对于较年长儿童，湿疹会出现在颈部侧面、肘窝等。家长不能根据自己的主观判断来确定儿童是否得了湿疹，需要到正规的医疗机构，经过医生询问病史，查看皮疹形态、分布，结合相关的临床症状和检查结果，才能诊断是否为湿疹。

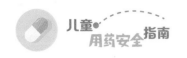

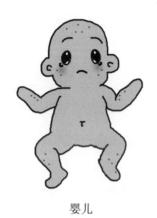

婴儿

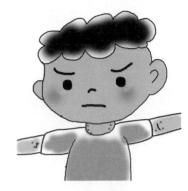

较年长儿童

☀ 为什么会得湿疹

湿疹的发病机制多种多样，目前病因尚不明确，可能是多种内外因素共同作用的结果。

1. 遗传因素 有些研究发现湿疹与遗传因素相关。对双胞胎的研究发现，同卵双胎的同病率为80%，而异卵双胎的同病率为20%。

2. 免疫因素 免疫性机制如变态反应等，会参与湿疹的发病过程。一些环境中的刺激物、过敏原或微生物进入体内后，可以通过诱导免疫反应引发或加重湿疹。常见的环境刺激物包括肥皂、清洁剂、漂白剂、香烟烟雾、灰尘等。

3. 皮肤屏障破坏 皮肤是我们的身体和环境之间的第一道防线。皮肤屏障可以防止环境中的刺激物、过敏原或微生物进入我们体内，同时防止过多的水分流失。有时候环境温度或湿度变化、日晒等因素造成皮肤屏障破坏，也可能会引发或加重湿疹。

☀ 湿疹如何护理

1. 皮肤保湿 许多人认为是因为皮肤太湿了才得湿疹，其实恰恰相反，湿疹皮肤很怕干，需要保持皮肤滋润。

（1）润肤剂或保湿剂的选择：优先使用无香味、浓稠的保湿乳膏或软膏来防止孩子的皮肤过于干燥。水分含量较低的厚重乳膏或者无水软膏（如凡士林等）可更好地防止皮肤干燥。含水多、油分少的润肤剂应避免使用，此类膏剂因蒸发作用反而会加重皮肤干燥。还有一些研究发现，含有尿素的乳膏比不含尿素的乳膏，更好地减轻了湿疹的严重程度；含甘油的保湿剂与不含甘油的相比，能更好地改善皮肤；含燕麦的保湿剂与不含燕麦的相比，湿疹发作次数以及需要外用糖皮质激素的需求趋于减少。

（2）保湿剂的使用次数：一天至少使用2次，可以一天随意多次使用，建议在洗浴或洗手后立即使用，效果更佳。

（3）保湿剂的使用量：保湿剂使用应足量，这一点非常重要！一些研究指出，一周用250g润肤霜才够足量，湿疹严重的话，还可以在保湿剂涂抹部位盖上保鲜膜保湿。

2. 避开加重因素 如防止温度过冷过热、皮肤干燥或出汗过多。应避免热水洗澡时间过长，避免处于非常干燥的环境，避免环境温度湿度变化明显，避免使用刺激性肥皂或清洁产品，避免香水，避免合成纤维织物（如聚酯纤维），避免可能导致过敏的食物，避免抓挠。

3. 其他护理方法 对于医生诊断为不严重的湿疹，可以用温水洗澡。洗澡时间不宜过长，5～15分钟即可，尽量减少洗澡频次，每周洗

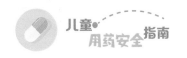

2～3次即可。洗澡时用中性、无香味的洗浴皂，保持指甲短且光滑，涂一些医生推荐的止痒膏（如炉甘石洗剂等）。

☀ 治疗湿疹有哪些药物

对于诊断为湿疹，但润肤剂和前面所述护理方法效果不佳的孩子，医生会建议使用一些药物来进行治疗。

1. 外用糖皮质激素　在润肤剂的基础上，外用弱效的糖皮质激素是治疗湿疹的主要方法。许多家长担心激素会影响孩子长身体。即使是严重的湿疹，家长也排斥使用激素，这点常常让医护人员很苦恼。其实在医生的指导下，使用某些糖皮质激素乳膏对湿疹的治疗是非常有效的，可以减轻孩子的痛苦，控制住小面积的湿疹，不至于被拖成大面积的难治湿疹。而且在皮肤上局部使用，其不良反应往往较小。

医生会选用弱效的糖皮质激素乳膏，如0.05%地奈德或0.1%丁酸氢化可的松。外用方法为一天1～2次，持续2～4周，同时联用润肤剂，一天多次使用，可在外用糖皮质激素之前或之后使用润肤剂。对于湿疹较严重的孩子，可能需要使用中效或高效糖皮质激素乳膏（如卤米松乳膏），治疗一段时间后换为较弱效的糖皮质激素，直至湿疹消退。当然这些乳膏需要在医生指导下使用，家长不要自行擦拭。

2. 口服抗组胺药物　抗组胺药物是常用的治疗过敏的药物。许多湿疹患儿因为瘙痒导致夜间难以入睡，如果孩子存在这样的困扰，请告知医护人员，他们会根据孩子的情况推荐一些口服抗组胺药物，如氯雷他定、西替利嗪等，可有效减轻患儿的瘙痒症状。

☀ 孩子得了细菌性结膜炎怎么办

1. 表现　细菌性结膜炎主要表现为眼红、黄白色分泌物明显增多，可同时伴有轻微异物感。

2. 治疗　治疗细菌性结膜炎常用的药物有妥布霉素滴眼液、氧氟沙星眼膏。

（1）妥布霉素滴眼液：对于1岁以上儿童，使用剂量可以与成人相同，一天用4次，一次1滴；对于1岁以下儿童，由于该药安全性和疗效尚不明确，需要咨询医生或药师。

（2）氧氟沙星眼膏：小儿适宜减少用量，睡前涂眼，具体使用剂量需咨询医生或药师。

3. 注意事项　①可根据病情轻重调整用药次数；②根据儿童年龄、过敏史等调整抗菌药的种类；③症状好转不能立即停药，可以减量再维持一两天，以免复发；④可能会传染，注意隔离。

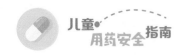

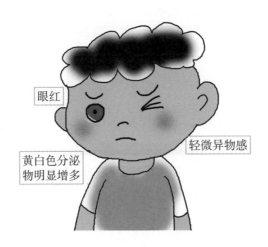

眼红

黄白色分泌
物明显增多

轻微异物感

☀ 孩子得了病毒性结膜炎怎么办

1. 表现 病毒性结膜炎主要表现为眼红、水样分泌物明显增多（也就是流泪明显），异物感严重的可能有结膜下出血；常伴有咳嗽、咽喉疼痛等呼吸道感染症状，以及耳前淋巴结肿大、全身肌肉疼痛等病毒感染症状；往往具有极强的传染性。

2. 治疗 治疗病毒性结膜炎的常用药有更昔洛韦眼用凝胶，一天3次，适量使用。一般认为更昔洛韦眼用凝胶较抗病毒类滴眼液稍黏稠，作用时间更长，效果更好。

3. 注意事项 ①病毒性结膜炎恢复起来比较慢，治疗时间较长，尤其是发病初期可能出现病情加重的情况，要坚持用药；②可能会传染，注意隔离。

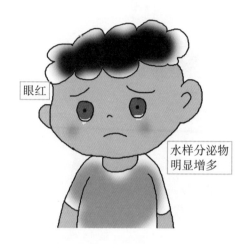

眼红

水样分泌物明显增多

☀ 孩子得了过敏性结膜炎怎么办

1. 表现　过敏性结膜炎主要表现为眼红、眼痒、流泪，揉眼后可出现结膜明显水肿的情况；常常具有季节性、反复性；较少影响视力。部分儿童伴有过敏性鼻炎、哮喘、特应性皮炎等症状。

2. 治疗　首先要注意远离过敏原，然后使用一些抗过敏的滴眼液，比如色甘酸钠滴眼液、盐酸奥洛他定滴眼液等，严重者还可以考虑使用激素类滴眼液。

3. 注意事项　①疗程较长，容易复发，无须使用抗菌类滴眼液；②不会传染，不用隔离。

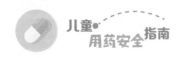
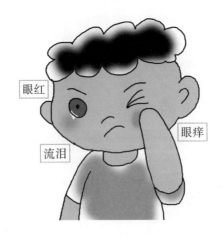

眼红

流泪

眼痒

☀ 什么是水痘

    水痘是由水痘-带状疱疹病毒引起的急性传染病，主要发生在婴幼儿和学龄前儿童。冬春两季多发，其传染力极强。发病后病情发展迅速，很多孩子在发病初期就会出现皮肤丘疹，大一点的孩子刚开始发病时往往有发热体征，体温可上升至39～40℃。

    孩子在感染水痘的过程中，身上会有很多小红点，从胸部、腹部逐渐发展至全身；小红点逐渐发展为有液体的水疱，一两天后水疱破裂结成疙瘩或硬壳；随后，同一位置再次出现小红点，重复这一过程；在2～6天内，新的小红点会重复出现2～4次；10～14天后，红点脱落，完全康复。

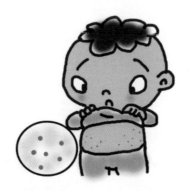

孩子得了水痘需要注意什么

1. 注意隔离　孩子得了水痘，早期应进行隔离，直至全部皮疹结痂为止，一般不少于病后2周。

2. 注意发热　水痘扩散期间，孩子会有发热症状；水痘消失后，发热症状也会消失。

3. 避免抓挠疱疹　有些孩子感到身上很痒，就会用手去抓，水疱被抓破后，细菌会感染其他皮肤有破损的部位，常常会出现脓疱疮、蜂窝织炎等继发性细菌感染。瘙痒时可给予炉甘石洗剂和抗组胺药物。

4. 注意消毒与清洁　定期开窗通风，保持室内空气流通。一旦孩子出现持续高热、哮喘，或呕吐、头痛，或嗜睡、惊厥、四肢无力等症状，应及时就医。

水痘疫苗接种可有效预防水痘的发生，世界卫生组织推荐采取两剂免疫程序，在12～18月龄进行第一剂接种，在4～6岁进行第二剂接种。

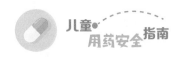

☀ 什么是腮腺炎

腮腺炎分为细菌性腮腺炎和病毒性腮腺炎两种。细菌性腮腺炎主要由金黄色葡萄球菌引起，少数由链球菌或其他病原体引起。病毒性腮腺炎是一种由病毒感染引起的呼吸道传染性疾病，5～10岁孩子是高发人群。孩子感染腮腺炎病毒后，通常会有2～3周的潜伏期，发病时会出现食欲不振、发热、腮腺肿痛等症状。腮腺炎全年均可发病，以冬春两季为高峰。

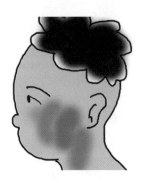

☀ 孩子得了腮腺炎需要注意什么

1. 孩子出现腮腺炎症状后应马上进行隔离，让其卧床休息，直至腮肿完全消退后3天可解除隔离。

2. 患病期间，最好食用软糯、易消化的食物。酸辣刺激性食物（包括碳酸饮料、果汁等）会刺激唾液分泌，造成局部疼痛加剧，应避免食用。

3. 让孩子多喝温开水，同时注意保持口腔卫生。

4. 治疗上主要采用对症治疗的方法。孩子发热可给予退热药，并发脑膜炎、睾丸炎、心肌炎时可短期使用糖皮质激素治疗。

麻腮风三联疫苗可有效预防腮腺炎的发生，推荐在孩子18～24月龄时进行接种。

☀ 什么是猩红热

猩红热是冬春交替时节高发的一种急性呼吸道传染病，好发人群为5～15岁少儿。该病的主要症状包括喉咙痛、发热、舌头鲜红、淋巴结肿大和特征性皮疹。皮疹通常从头部和颈部开始，然后蔓延到躯干和四肢，具体表现为：①按压皮肤时红点变白；②小的、凸起的肿块（皮肤可能会感觉粗糙，就像砂纸一样）；③皮疹消失时会脱皮。

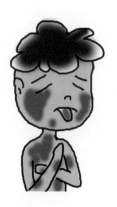

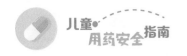

☀ 猩红热有哪几种

1. 轻型猩红热　孩子发热时体温不高，有咽峡炎，皮疹少且稀，出疹期较短，常常不治而愈。往往在孩子皮疹脱屑后，或者并发肾炎后才会被发现。

2. 中毒型猩红热　发病很快，孩子突然发高热，全身有明显的中毒症状，常常伴有精神烦躁、不安、呕吐、惊厥、昏迷等表现，甚至会出现休克。皮疹很快遍布全身，而且身上常常会有出血点。

3. 脓毒型猩红热　与中毒型猩红热相比，脓毒型猩红热病情更为严重。孩子患病后会出现精神烦躁、高热、咽峡炎变重等症状。但是孩子患此种猩红热的情况比较少见。

☀ 孩子得了猩红热怎么办

青霉素是治疗猩红热的首选药物，及时系统地治疗后一般不会出现并发症。

最好将孩子的指甲剪短，以免将皮肤抓破。如果孩子感到皮肤瘙痒，可在医生的指导下使用药物缓解。注意出疹时勿用肥皂。脱屑时不要用力搓或撕剥，以免皮肤损伤感染。

尽量让孩子卧床休息，房内保持适当的温度和湿度，常通风保持空气新鲜。

孩子嗓子痛时，应吃些少油的食物，如粥、面汤、蛋汤、牛奶、碎菜等，要多喝水。

保持孩子口腔清洁，因细菌多集中在咽部，口腔清洁很重要。可让孩子饭后或睡觉醒来时，用温盐水漱口。

注意观察病情，出疹期要注意孩子有无心慌、气短、脉搏加快甚至呼吸困难等症状，以便及时发现并发症，及时就医。

☀ 什么是手足口病

手足口病一年四季均可发生，多见于4—9月份，其中6—7月份为发病高峰期，主要通过人群密切接触传播，也可通过飞沫、水和食物传播。该病是由肠道病毒感染引起的一种常见儿童传染病，儿童普遍易感，主要以5岁以下的儿童为主，以发热和手、足、口腔等部位的皮疹或疱疹为主要特征，为自限性疾病。

通常发病较急，孩子患病后常常会出现发热症状，体温在38～40℃之间，大多持续4～7天。刚开始发病时，有的孩子还会伴有腹泻、呕吐、厌食、咽痛、流鼻涕等症状。不久之后，孩子手掌、手指、脚趾、口腔等部位会出现红色的小丘疹，随之变成小疱疹。这些小疱疹跟米粒一般大小，直径在2～4mm，呈椭圆形或圆形，疹子周围还有红晕。疱疹大多出现在扁桃体、咽部、口唇、舌头、颊黏膜等部位，并很快形成小溃疡。孩子吃东西、流口水时会感到疼痛，甚至会影响正常进食。

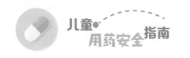

☀ 孩子得了手足口病怎么办

1. 不要盲目使用抗病毒药物。手足口病的病原体是肠道病毒（EV），目前市面上没有针对此病毒的药物。给孩子接种 EV71 型手足口病疫苗，是预防手足口病的有效手段。

2. 注意隔离，避免交叉感染。

3. 饮食清淡，做好口腔和皮肤护理。

4. 积极控制高热。体温超过 38.5℃者，若孩子年龄较大，本身不排斥物理降温（如温水擦浴），则可适当给予物理降温；若孩子不喜欢温水擦浴或孩子年龄较小，不推荐物理降温。此外，不管孩子年龄多大，均不推荐使用酒精擦身降温。推荐体温超过 38.5℃者使用退热药。常用的退热药有布洛芬和对乙酰氨基酚，口服，两次用药的最短间隔时间为 4～6 小时。

5. 保持孩子安静。

☀ 什么是疱疹性咽峡炎

疱疹性咽峡炎主要由柯萨奇病毒 A 组和新型肠道病毒 71 型引起，是一种急性上呼吸道传染病，可通过接触和飞沫传播。多发于夏秋季，好发于 1～7 岁儿童。临床表现多为突起发热、咽痛、流涎等，咽部充血并可见咽喉部有白色疱疹。部分儿童伴有咳嗽、呕吐或者腹泻等症状。

☀ 孩子得了疱疹性咽峡炎怎么办

疱疹性咽峡炎特别容易在幼托机构流行，是一种自限性疾病，全身症状约在1周后自愈。

如果患儿精神萎靡、持续高热、抽搐，要注意脏器并发症（如心脏、肺、脑损伤等），及时就医。

治疗以解热镇痛、补液等支持治疗为主。若非特殊情况，不需要使用抗菌药或抗病毒药。为减轻咽喉部的刺激，尽量给孩子准备清淡的饮食，同时充分补充水分，预防脱水。

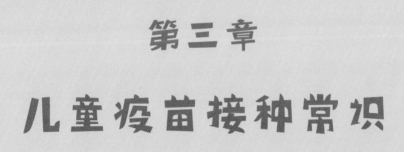

第三章

儿童疫苗接种常识

☀ 什么是疫苗

疫苗是将病原微生物或其代谢产物，经过人工减毒、灭活或利用基因工程等方法制成的用于预防传染病的免疫制剂，包括减毒活疫苗和灭活疫苗两大类。通过接种病原菌的减毒或者灭活制剂，使免疫系统产生一定的保护物质，当再次接触到这种病原菌时，免疫系统便会依循其原有的记忆，制造更多的保护物质来阻止病原菌的伤害，从而预防疾病发生。因此，接种疫苗成为预防控制传染病最有效的手段，对人类具有重要意义。

我国通过接种疫苗，实施国家免疫规划，有效控制了疫苗针对的传染病的发病。国家免疫规划的实施有效保障了广大儿童的健康和生命安全。不断提高免疫服务质量，维持高水平接种率是全社会的责任，大家一定要记得及时接种。

☀ 疫苗有哪几类

疫苗的分类方式有很多种，最常见的两种分类方式为按疫苗付费类型分类和按疫苗性质分类。

1. **按疫苗付费类型分类**　根据疫苗是否自费，可以将疫苗分为一类疫苗和二类疫苗。

一类疫苗是指政府免费向公民提供，公民应当依照政府的规定受种的疫苗，包括国家免疫规划确定的疫苗，省、自治区、直辖市人民政府

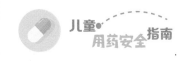

在执行国家免疫规划时增加的疫苗，以及县级以上人民政府或者其卫生主管部门组织的应急接种或者群体性预防接种所使用的疫苗。一类疫苗包括乙型肝炎疫苗、卡介苗、脊髓灰质炎疫苗、吸附无细胞百日咳-白喉-破伤风联合疫苗、麻腮风联合疫苗、甲型肝炎疫苗、脑膜炎球菌多糖疫苗（A群脑膜炎球菌多糖疫苗、A+C群脑膜炎球菌多糖疫苗）、流行性乙型脑炎疫苗等。

二类疫苗是指由公民自费，并且自愿受种的其他疫苗，如水痘减毒活疫苗、流感疫苗、b型流感嗜血杆菌结合疫苗、肺炎球菌结合疫苗、轮状病毒疫苗、肠道病毒71型疫苗、人乳头瘤病毒疫苗等。

2. 按疫苗性质分类 按免疫性质，我们可以将疫苗分为灭活疫苗、减毒活疫苗、基因工程疫苗等，其中用得较多的是灭活疫苗和减毒活疫苗。

灭活疫苗是指病原微生物经培养、增殖，用物理或化学方法灭活后制成的疫苗。我国常用的灭活疫苗有吸附无细胞百日咳-白喉-破伤风联合疫苗、流感疫苗、甲型肝炎灭活疫苗等。

减毒活疫苗是指采用病原微生物的自然弱毒株或经传代培养等方法减毒处理后获得致病力减弱、免疫原性良好的病原微生物减毒株制成的疫苗。目前已经在临床使用的减毒活疫苗有麻疹减毒活疫苗、甲型肝炎减毒活疫苗、冻干水痘减毒活疫苗、乙型脑炎减毒活疫苗、腮腺炎减毒活疫苗、口服脊髓灰质炎减毒活疫苗等。

☀ 如果同一种疫苗既有灭活疫苗，又有减毒活疫苗，应该如何选择

首先要明白两者之间有什么区别。拿甲型肝炎疫苗举例，灭活的甲型肝炎疫苗，产生的抗体更持久，对于有免疫缺陷的患者，更推荐使用灭活的疫苗，但是灭活疫苗需要打两次，两次间隔半年左右，产生抗体后其保护期约为20年；而甲型肝炎的减毒活疫苗产生的免疫应答更快，效果更强烈，且只需要注射一次疫苗即可，产生抗体后其保护期约为5年。

此外两者收费不同，灭活疫苗往往是自费的，而减毒活疫苗多为免费的。明白了两者之间的区别，家长可根据自家的具体情况进行选择。

☀ 哪些孩子不能接种疫苗

我国习惯将疫苗禁忌证分为一般禁忌证和绝对禁忌证。一般禁忌证是指在某种情况下可缓期接种，如发热、疾病恢复期（相当于慎用证）。绝对禁忌证是指接种疫苗后，有可能造成发生不良反应的概率增加及不良反应加重或免疫损伤。

目前，除狂犬病疫苗外，接种其他任何疫苗都有禁忌证，通常的禁忌证包括器官移植、急性感染性疾病且正在发热、对疫苗成分过敏等。需要注意的是，免疫缺陷儿童不能接种活疫苗。在有明确禁忌证时，确定不能接种疫苗，应待孩子病好后再接种。具体情况要根据特定疫苗的说明书做最终决定。

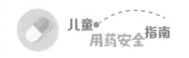
☀ 接种完疫苗后要注意什么

有些人接种疫苗后可能会出现低热、注射部位红肿等一般反应，即所谓的正常反应，极罕见的异常反应可能有过敏或神经系统反应。考虑到疫苗的不良反应，应在疫苗接种后观察30分钟，没有特殊情况后再离开。同时要了解疫苗可能产生的不良反应，并进行针对性的预防，比如发热、接种部位发红、起皮疹等，一般在家观察即可。体温不超过38.5℃不必太过担心，但如果症状严重，或者出现呼吸困难、精神疲软等情况，就需要去医院处理了。

☀ 有些疫苗含有抗菌药，对抗菌药过敏的孩子能打吗

病毒性疫苗在生产过程中，通常会加入一定量抗菌药用以控制细胞培养过程中潜在的细菌、支原体污染。《中华人民共和国药典（2015年版，三部）》规定，疫苗生产必须使用抗菌药时，应选用毒性低、过敏反应发生率低、临床使用频率低的抗菌药，且使用的抗菌药不得超过1种，其残留量每剂不能高于50ng（极其微小的量）。

目前国内的含抗菌药疫苗的说明书中均将抗菌药过敏列为禁忌证，但考虑到疫苗的收益风险比，含抗菌药的疫苗给孩子带来的预防作用还是不可或缺的，比如流感疫苗、麻腮风疫苗、水痘疫苗、甲型肝炎疫苗

等。目前疫苗中残留的抗菌药主要是新霉素和庆大霉素，特别是新霉素。

现有疫苗中抗菌药残留导致严重过敏的概率极低，对未知过敏史甚至曾有过非严重过敏史的人来说，不用担心疫苗中的抗菌药残留。根据美国疾控中心的论述，我们需要"理性看待疫苗中的抗菌药残留问题，排除对疫苗残留抗菌药的不必要的过度恐慌"。但因为存在理论上的风险，为谨慎起见，如果曾经对某抗菌药严重过敏，除某些疫苗（比如狂犬病疫苗）外，一般建议不接种对应疫苗，不过应咨询医生，视情况而定，而非一概而论地禁种。若严重过敏者需接种对应疫苗，要格外谨慎，咨询医生，做好预案。

☀ 孩子对鸡蛋过敏可以打疫苗吗

借助鸡蛋生产的疫苗有流感疫苗、含麻疹或腮腺炎成分的疫苗、黄热病疫苗和狂犬病疫苗。

通常所说的对鸡蛋过敏，是指对其中的卵清蛋白（一种主要的蛋类过敏原）过敏，而从生产工艺上来看，有可能残留卵清蛋白的只有流感疫苗和黄热病疫苗；而含麻疹或腮腺炎成分的疫苗和狂犬病疫苗其实是在鸡胚成纤维细胞里培养的，理论上并不含有卵清蛋白。

尽管流感疫苗中残留微量的卵清蛋白，但《中华人民共和国药典（2020年版，三部）》未将对鸡蛋过敏作为接种流感疫苗的禁忌证。《疫苗学》第7版中，也指出对鸡蛋过敏者可接种任何疫苗，但对鸡蛋有严

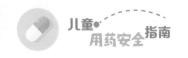

重全身过敏反应史的儿童，应在医疗机构的监护下接种。对于非免疫规划疫苗，如黄热病疫苗，对蛋类过敏者禁忌接种。

☀ 自费疫苗要不要打

有些疫苗自费，主要是因为这些疫苗比较贵，而且还没有国产的，靠进口不能保证供给数量（比如五联疫苗和人乳头瘤病毒疫苗供货非常紧张，脊髓灰质炎灭活疫苗即使有国产也不能满足需求）。因此，自费疫苗打不打，取决于家庭的经济条件，有条件的推荐接种。

第四章

儿童维生素和矿物质的补充

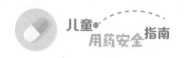

☀ 维生素A的功能有哪些

维生素A是眼内感光物质视紫红质的重要组成部分，具有维持和促进免疫功能、促进体内铁的吸收和利用、促进生长繁殖和骨骼发育等多种生理功能。目前研究表明，在发达国家包括美国等，维生素A缺乏症很少见，而发展中国家包括中国，仍然属于维生素A缺乏的国家。

☀ 维生素A缺乏会怎么样

研究发现，母乳中维生素A的含量会随着哺乳时间的延长而逐渐降低，尤其是中国母亲的母乳样本中，维生素A的含量非常低。另有研究表明，在我国维生素A缺乏的情况较普遍，尤其是6个月以内的婴儿，缺乏维生素A的接近80%。维生素A缺乏会导致以下疾病：①夜盲症、视力下降、角膜软化症、视网膜病变和干眼症；②贫血；③皮肤黏膜改变、皮肤角化过度、毛囊破坏等；④骨骼生长不良。

☀ 维生素A怎么补

《中国国家处方集（儿童版）》推荐的维生素A预防剂量如下。

1. 0～1岁婴儿每天补充1500IU维生素A。

2. 1岁以上儿童每天补充2000IU维生素A。

其中0～6个月纯母乳喂养的婴儿，更加应该注意每天额外补充维生素A。如果1岁以上的儿童因挑食，含维生素A的食物摄入不足，也建议补充维生素A。

☀ 哪些食物可以补充维生素A

维生素A可来自动物和植物。常见的动物性食物来源有动物肝脏、蛋黄和黄油。常见的植物性食物来源有绿叶蔬菜、甘薯和胡萝卜。不同食物中的维生素A含量见表4-1。

表4-1　100g不同食物中的维生素A含量

食物	维生素A含量/IU	食物	维生素A含量/IU
羊肝	69907	西蓝花	4007
牛肝	67400	胡萝卜（红）	2293
鸡肝	34713	胡萝卜（黄）	2227
猪肝	16573	菠菜	1623
鸭肝（母麻鸭）	15583	荷兰豆	1600
鸭肝（公麻鸭）	9500	鸡蛋黄	1460
鸭蛋黄	6600	瘦猪肉	147

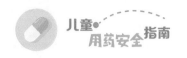

☀ 维生素D的功能有哪些

维生素D的主要功能是促进小肠黏膜细胞对钙和磷的吸收，有利于新骨生成和钙化。此外，维生素D还有促进皮肤细胞生长、分化及调节免疫功能等作用。

☀ 维生素D缺乏会怎么样

根据调查研究，我国人群普遍存在维生素D缺乏和不足的现象。孕妇、婴幼儿等均是维生素D缺乏的高危人群。秋冬季节日晒少，尤其容易缺乏维生素D。另外，肤色深的孩子较肤色浅的孩子更容易缺乏维生素D。

如果婴儿缺乏维生素D，常常会表现为易惊醒、易激惹、烦躁不安、多汗等，或者可能会有前额突出的样子。再大一点儿会走路了，肌肉较弱，使其更容易摔倒，可能会出现"X形腿"或"O形腿"，更严重的还会引起一些疾病，如佝偻病等。

☀ 维生素D怎么补

对于纯母乳喂养的婴儿，应该额外补充维生素D，因为母乳中的维生素D含量低。所有纯母乳喂养的婴儿，均应该从出生后数天内开始每天服用400IU的维生素D补充剂，维生素D的补充应该持续到婴儿断奶，并且每天能饮用至少1L维生素D强化配方奶时。

一般规定每升配方奶中至少提供400IU维生素D，因此配方奶喂养的婴儿如果每天能喝1L配方奶，可以不再添加维生素D补充剂。

1岁以上的儿童，每天可以补充600IU维生素D。

☀ 维生素D的来源有哪些

维生素D的来源包括阳光和某些食物。

1. 阳光　晒太阳可以促进维生素D的合成，但是6个月以内的婴儿不要直接照射阳光，以免损伤皮肤。

2. 食物　深海鱼、蛋类、牛奶等食物中含有维生素D。不同食物中的维生素D含量见表4-2。

表4-2　100g不同食物中的维生素D含量

食物	维生素D含量/IU
牡蛎	320
三文鱼	471
沙丁鱼	193
金枪鱼	193
配方奶粉	200
鸡蛋	82

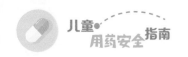

续表

食物	维生素D含量/IU
干香菇	154
生茸蘑菇	1124

☀ 维生素D制剂与维生素AD制剂该怎么选

很多喜欢海淘的家长发现，国外推荐的婴幼儿维生素药品或保健品大多为单纯的维生素D制剂，就会选择海外热卖的维生素D滴剂，而忽略了维生素A的补充。

要知道，对于不同的国家或地区，由于地理环境、经济以及饮食结构等差异，营养水平会有不同，对额外补充的维生素种类和剂量的需求也会不同。维生素D缺乏是一个全球性的问题，欧美发达国家有日常食用深海鱼的习惯，孕妇、乳母以及小宝宝维生素A的营养水平均较高，因此不需要额外补充维生素A，这也是为什么从国外买回来的婴幼儿维生素补充剂只含有维生素D的原因。但国内的饮食结构不同，前面我们也已说过，我国维生素A和维生素D缺乏的情况还是比较普遍，因此从我国实际国情出发，根据不同年龄段采取小剂量口服维生素AD的方法，更值得推荐。当然，这也要在专业医生评估后进行，切不可盲目服用。

维生素 AD 制剂该如何服用

根据《中国国家处方集（儿童版）》推荐，新生儿于出生后15天起应每天补充维生素 AD，推荐每天口服 1500～2000IU 维生素 A 和 400～800IU 维生素 D。

维生素 AD 滴剂通常是 OTC 药品，其配方也是按照《中华人民共和国药典》标准设计的。以伊可新为例，0～1岁版的绿葫芦每颗含 1500IU 维生素 A、500IU 维生素 D_3，每天 1 次，每次 1 粒就足够了；1 岁以上版的粉葫芦维生素 A 和维生素 D_3 含量分别为 2000IU、700IU，适合于 1 岁以上的婴幼儿及早产儿、双胎儿、低出生体重儿。

服用维生素 AD 制剂时要注意什么

不可超剂量服用维生素 AD 制剂。有的孩子可能在服用维生素 AD 制剂后仍有缺钙的情况，一些家长就会加大孩子维生素 AD 制剂的服用量，这样很可能会造成孩子维生素 A 摄取过量。这时应该在医生的建议下，额外添加含维生素 D 的钙制剂，保证婴幼儿每日维生素 D 摄入量在 400～800IU。

伊可新的胶囊皮是可以食用的，但 1 岁以下的孩子吞咽能力有限，为避免呛卡风险，建议家长将胶囊中的内容物滴到婴儿嘴里，其他胶囊类的制剂也是如此。说明书中建议将胶囊滴嘴（小葫芦尖的部分）放在开水中浸泡 30 秒，使滴嘴口胶皮溶化开口后，再将内容物滴入婴儿口

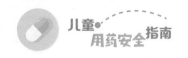

中。或者准备一把专用干净的剪刀，剪开伊可新的胶囊滴嘴，将内容物滴入婴儿口中。家长切不可用牙咬开直接给孩子服用，这样会将自己口腔中的细菌带入孩子体内。待到孩子完全有咀嚼能力之后，可进行嚼服，在此之前，家长可以扔掉伊可新的胶囊皮。

服药时间没有严格要求，但最好与奶、辅食、其他钙补充剂间隔0.5～1小时；对于有生理性吐奶的宝宝，建议喂奶前半小时给孩子服用，以保证最佳的吸收效果。

☀ 钙的功能有哪些

钙离子最主要的作用是促进骨质融合和发育，在幼儿期、青春期都有助于促进骨骼和牙齿的生长发育；还能参与调节神经肌肉的兴奋性，维持心脏的正常泵血功能，参与体内多种激素和神经递质的释放，对于体内许多生化代谢具有重要的调节作用。此外，钙离子还参与血液凝固过程，对凝血起着重要的调节作用。

☀ 钙缺乏会怎么样

钙是人类骨骼的重要组成部分。2岁以下儿童尤其是1岁以内的婴儿容易缺钙；3岁以上儿童生长发育的关键之一是有充足的钙。钙缺乏会导致：①婴儿牙齿发育不良；②佝偻病；③免疫力低下；④可能出现夜啼、手足抽搐、多汗等；⑤影响骨骼生长，可能出现"O形腿""X形腿"等；⑥成年后发生骨质疏松的概率增加。

☀ 钙要补多少

12～24月龄儿童建议每天喝2杯牛奶（一杯约250ml，含钙约300mg），此外还需要补充富含钙的食物，以满足其每天钙的需求量；1～3岁儿童每天需要补钙700mg；4～8岁儿童每天需要补钙1000mg；9～18岁儿童和青少年每天需要补钙1300mg。

☀ 钙补充剂有哪些

补钙产品分为有机钙和无机钙，无机钙主要是碳酸钙，有机钙主要是葡萄糖酸钙。使用时要注意：①钙和维生素D可以同时补充，有助于钙的吸收和利用；②钙补充剂与植物性食物（如菠菜、谷类、苋菜等）不建议同时使用，因可能影响钙的吸收。

☀ 哪些食物可以补钙

1. 乳制品 动物奶中含钙量最高，且容易被人体吸收，主要是牛奶

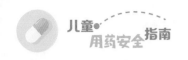

和羊奶，另外还有天然奶酪、加工奶酪等。

2. 非乳制品　非乳制品常见的有豆奶（豆奶中通常强化了钙和维生素D）、椰奶等，此外还有一些豆制品、蔬菜含钙。

不同食物中的钙含量见表4-3。

表4-3　100g不同食物中的钙含量

食物	钙含量/mg	吸收分数/%	估计可吸收的钙/mg
牛奶	125	32.1	40.1
黄豆	103	21.8	22.5
西蓝花	49	61.3	30.0
甘蓝菜	72	49.3	35.5
菠菜	135	5.1	6.9
红薯	27	22.2	6.0
钙强化的豆腐	205	31	63.6
奶酪	574	32.1	184.3

☀ 铁的功能有哪些

铁元素是人体必需的一种微量营养素，是合成血红蛋白和肌红蛋白的必要条件，能参与血液中营养物质和氧的运输；铁元素也是构成细胞色素和含铁酶的重要元素，能够参与机体能量代谢；同时铁元素也是人体胡萝卜素转换成维生素A的中间物质；此外，铁元素水平会影响淋巴细胞的发育和细胞免疫功能。

☀ 铁缺乏会怎么样

大部分的铁储存在人体血红蛋白中，铁元素在正常人体内维持动态平衡。只有铁充足，红细胞才能运输氧到各个组织器官，从而帮助儿童更好地发育。铁缺乏会使血红蛋白合成受到影响；若情况加重，可能导致缺铁性贫血；可影响肌肉收缩力，感到疲乏；还可能会引起头痛、烦躁、指甲变脆等。

☀ 孩子得了缺铁性贫血怎么办

儿童缺铁性贫血是指6个月到5岁儿童铁蛋白<12μg/L，同时血红蛋白<110g/L；5～12岁儿童铁蛋白<15μg/L，同时血红蛋白<115g/L。若医生诊断为缺铁性贫血，应该给予口服铁补充剂，建议用硫酸亚铁治疗。使用时要注意：①钙可以抑制铁的吸收达60％，因此对于缺铁的个体，最好将钙补充剂与铁补充剂错开时间补充，以优化吸收；②铁补充剂也通常不与抗菌药、牛奶一起服用，应该在使用这些之前1小时或之后2小时服用；③服用铁补充剂后，可以吃一片维生素C片或喝杯橙汁，增强铁的吸收。

口服铁补充剂是一种安全、有效的治疗方法，胃肠道症状（如恶心、便秘）是补铁最常见的不良反应。

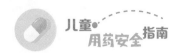

☀ 哪些食物可以补铁

铁可来自血红素铁和非血红素铁。

1. **血红素铁** 富含血红素铁的有鱼肉、家禽肉等。

2. **非血红素铁** 主要存在于蔬菜、谷物、水果等中。

血红素铁的生物利用度较高，比非血红素铁高3倍。此外，如果使用铁锅做饭，可能也是一种有用的方法。不同食物中的铁含量见表4-4。

表4-4　100g不同食物中的铁含量

食物	铁含量/mg
强化谷物如高铁米粉	5～6.7
动物肝脏	9.7
肝泥香肠	6
坚果	5～7
葵花子	7.1
牛肉	3.3～5
猪肉	3.3～5
菠菜	3.8

注：由于动物内脏通常胆固醇含量较高，因此应适量食用这些富含铁的食物。坚果通常不推荐给3岁以下儿童，因为有窒息的风险。

☀ 锌的功能有哪些

锌是人体必需的微量元素之一，是人体多种酶的组成成分，如DNA聚合酶、碳酸酐酶等。此外，锌还具有促进人体生长发育、维持正常食欲、维持胸腺发育、促进维生素A的吸收等功能。

☀ 锌缺乏会怎么样

锌是人体内70多种重要酶系统的固有金属成分或激活辅因子，主要分布在所有的组织、器官、体液及分泌物中，约60%储存在肌肉中，约30%储存在骨骼中（在骨骼中的锌不易被动用）。

锌缺乏会导致：①食欲不振。进食量减少，出现厌食、挑食、异食等症状，喜欢吃不能吃的东西，如泥土、火柴杆、煤渣、纸屑等。②影响生长发育。身高、体重等发育指标明显落后于同龄儿童。③反应慢。注意力不易集中，记忆力变差。④视力下降。出现近视、散光等眼部病症。⑤行为异常。易发生精神不振、行为异常等。⑥口腔溃疡反复出现，无法痊愈。⑦免疫功能异常。抵抗力下降，易致感染，特别是反复患呼吸道感染。⑧皮肤毛发异常。有肢端皮炎、慢性湿疹、痤疮，烫伤创面不易愈合，头发稀黄、缺乏光泽，指甲不光滑、有白点等。⑨对性器官发育和性功能造成影响。

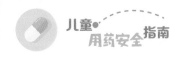

☀ 锌要补多少

根据《中国居民膳食营养素参考摄入量（2013版）》数据显示，我国儿童每天锌的推荐摄入量如下：①0～6个月每天摄入量2mg；②7～12个月每天摄入量3.5mg；③1～3岁每天摄入量4mg；④4～7岁每天摄入量5.5mg。

一般来说，只要日常饮食搭配合理，每天摄入足量的奶和辅食，儿童一般不容易缺锌。但是需要重点关注以下四类儿童：①严重腹泻的儿童。补锌可以缩短腹泻病程并减轻症状。②部分特定的早产儿。③患有先天性锌缺乏症，如肠病性肢端皮炎患儿。④经过专业评估之后，确定缺锌的儿童。

☀ 锌补充剂有哪些

目前常见的锌制剂有赖氨葡锌、葡萄糖酸锌、硫酸锌、甘草锌、酵母锌等。使用时要注意：①补锌时避免进食大量富含铁和纤维素的食物；②补锌时应避免使用四环素、维生素C、叶酸等药物；③牛奶不利于锌的吸收，因此补锌时不宜与牛奶同服；④锌制剂不宜空腹服用，应在餐后服用。

☀ 哪些食物可以补锌

1. 母乳　母乳中锌的吸收率高，可达60%以上，所以有条件的宝妈一定要尽可能采取母乳喂养。尤其是初乳中的锌含量尤为丰富，平均浓度为血清锌的4~6倍，因此建议至少母乳喂养4~6个月。

2. 乳制品　如牛奶、奶酪等。奶粉喂养的宝宝除了摄入足量的奶外，还要注意及时添加含锌丰富的食物。

3. 动物性食物　海产品，如牡蛎、蚌肉、龙虾、蟹等；肉类，如牛肉、猪肉、鸡肉等。

4. 植物性食物　坚果类，如腰果、杏仁、花生等（建议磨碎后再给宝宝食用，防止呛入气管引起窒息）；豆类，如黄豆、豌豆、扁豆等；谷物，如全谷物、强化早餐谷物等。

动物性食物的锌含量高于植物性食物，且动物蛋白分解后所产生的氨基酸能促进锌的吸收，吸收率一般在50%左右。常见食物中的锌含量见表4-5。

表4-5　常见食物中的锌含量

食物/100g可食部	含量/mg	食物/100g可食部	含量/mg
生蚝	71.20	松子	9.02
牡蛎肉	47.05	香菇	8.57
小麦胚芽粉	23.40	蚌肉	8.50
蕨菜（脱水）	18.11	辣椒（红尖干）	8.21
蛏干	13.63	兔肉（野）	7.81
山核桃	12.59	猪肝	5.78

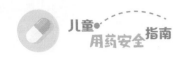

续表

食物/100g 可食部	含量/mg	食物/100g 可食部	含量/mg
扇贝	11.69	牛肉（瘦）	3.71
泥蚶	11.59	猪肉（瘦）	2.99
鱿鱼（干）	11.24	龙虾	2.79
山羊肉（冻）	10.42	花生	1.79
螺蛳	10.29	稻米	1.70
墨鱼（干）	10.02	小麦粉（标准粉）	1.64
糌粑	9.55	鸡蛋	1.10
火鸡腿	9.26	鸡肉	1.06
口蘑	9.04	玉米	0.90